U0209301

健康科普
丛书

这样吃才安全

钟 凯 编著

中国工人出版社

图书在版编目（CIP）数据

这样吃才安全／钟凯编著. ——北京：中国工人出版社，2021.4
ISBN 978-7-5008-7640-3

Ⅰ.①这… Ⅱ.①钟… Ⅲ.①食品卫生－普及读物 Ⅳ.①R155.5-49

中国版本图书馆CIP数据核字（2021）第064627号

这样吃才安全

出　版　人	王娇萍	
责 任 编 辑	冀　卓　习艳群	
责 任 印 制	栾征宇	
出 版 发 行	中国工人出版社	
地　　　址	北京市东城区鼓楼外大街45号　邮编：100120	
网　　　址	http://www.wp-china.com	
电　　　话	（010）62005043（总编室）	
	（010）62005039（印制管理中心）	
	（010）82075935（职工教育分社）	
发 行 热 线	（010）62005996　82029051	
经　　　销	各地书店	
印　　　刷	北京市密东印刷有限公司	
开　　　本	787毫米×1092毫米　1/32	
印　　　张	4.25	
字　　　数	80千字	
版　　　次	2021年5月第1版　2021年5月第1次印刷	
定　　　价	32.00元	

　　健康是人民享受美好生活的基础。2021 年 3 月 23 日，习近平总书记在福建考察时指出："健康是幸福生活最重要的指标，健康是 1，其他是后面的 0，没有 1，再多的 0 也没有意义。"我国已将健康中国建设提升到国家战略地位，制定了《"健康中国 2030"规划纲要》，强调将人民健康置于优先发展战略地位，要有效控制影响居民健康的主要危险因素。

　　近年来，全国各地广泛开展健康城市建设和各项健康促进行动，关注健康、崇尚健康的社会风气正在形成，居民的健康素养水平有了大幅度提升。2020 年我国居民健康素养水平为 23.15%，北京市达到了 36.4%，健康素养水平的大幅提高与大家的共同努力是分不开的。

　　如何帮助并引导广大群众重视健康、建立健康的生活方式，是健康科普的重要工作。感谢中国工人出版社的信任，将编写健康科普丛书的任务交付北京健康教育协会。协会成立编委会并组织相关领域内专家编写了本套健康科普丛书。

本套丛书以满足广大群众的健康需求为基本原则，从科学性、实用性、可读性出发，图文并茂，活泼生动，一一解答广大群众关切的健康问题，让读者"一看就懂""一学就会""一做就灵"，是一套通俗易懂的健康指导工具书。

丛书在编写过程中得到了众多医学专家和学者的大力支持，在此对他们的付出与奉献表示衷心的感谢。健康科普是一个大主题，不能涵盖所有话题，后续将根据广大群众的健康需求继续丰富相关内容，恳请广大读者提出宝贵的意见和建议。

北京健康教育协会会长

2021 年 4 月

食品安全与广大群众的身体健康和生命安全息息相关。食品不仅是人们获取营养的主要来源，还在人们的生活、工作、学习中担任重要角色。近年来，随着食品工业的飞速发展和生活条件的不断改善，可以选择的食品种类越来越多。

这些年关于食品安全的谣言层出不穷，由于缺乏权威的信息获取渠道，很多人看到的往往是一些难辨真假的食品安全知识。

鉴于当前人们对食品安全的认识不足，缺乏基本的食品安全知识，本书以普及食品安全知识为出发点，介绍了与食品安全常识、健康饮食方式和常见"有毒"食物相关的30个食品安全知识，希望通过阅读本书内容，为广大读者打开一扇了解食品安全的小窗，拥有更安全、健康的饮食。

目 录
CONTENTS

Chapter **One**　　食品安全常识

Chapter TWO 健康饮食方式

Chapter Three 常见"有毒"食物

Chapter
One

食品安全常识

1. 无糖饮料真的没有糖吗？

暑气逼人，一瓶冰镇的饮料自然是解暑佳品。顾忌"含糖饮料"的人，把手伸向了一种东西——无糖饮料。

但不少人对此提出质疑：无糖饮料喝起来还是甜的，真的没有加糖吗？所谓"无糖"是不是商家的一场骗局？

如何定义无糖食品？

根据食品安全国家标准《预包装食品营养标签通则》规定，食品中的糖含量少于0.5克/100克（固体）或0.5克/100毫升（液体），即可标注为"无糖食品"。糖含量少于该值表示本食品基本不具备实际营养意义，可标注为0。

但需警惕一类标注"不添加糖"的产品。它虽然不添加常见糖类，但有可能添加了糊精或糖浆之类的浓缩糖溶液，以此混淆概念。

还有一些主打天然无添加的产品，虽然成分表里确实没有任何糖，但可能产品配方里添加了糖分，比如果汁、乳制品或淀粉制品。

饮品或食品越甜含糖量越高吗？可别被味觉欺骗了，"越甜"不等于"含糖量越高"。甜味的来源可以是糖，也可以是甜味剂，它们的甜度各不相同。饮料里只需要添加一点甜度指数很高的甜味剂，就足以让饮料变得很甜。

所以，越甜的饮料不一定含糖量就越高。

如果把饮料煮干，残留物质的重量就等于含糖总量吗？

其实这种煮干后的残渣并非完全是糖，还可能包含蛋白质、脂肪、矿物质、灰分等。所以即使是把无糖饮料煮干，也会有残留物。

烧煮的方法不准确，另一种常见的用血糖检测仪来测量食物含糖量的方法也不准确。这种方法是用血糖检测仪测量饮用者喝

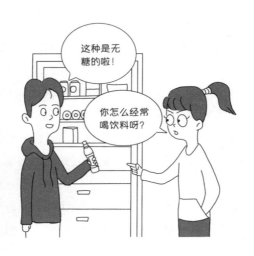

完一款饮料前后的血糖变化，以此推测饮料含糖量。听起来非常专业，但是血糖检测仪测量的是人在进食后血液中葡萄糖含量的变化，而导致这个变化的因素非常多。

比如，测试前的进食状况、体内原本的碳水化合物消化情况等，都会直接影响测量结果。而且人与人之间的消化系统、激素水平等条件千差万别，血糖反应也不尽相同。

以色列魏兹曼科学研究所做过一个大规模的血糖研究，其中一项试验显示，有两名测试者吃完同样的香蕉和饼干，血糖变化情况完全相反。

这项研究直观地说明，不同的人吃完同样的食物后的血糖反应是不一样的。因此，靠用血糖检测仪测血糖变化来推测饮料含糖量，可能比煮干饮料还不靠谱。

如何测量含糖量？

要想准确知道饮料中的含糖量，得用《食品安全国家标准：食品中果糖、葡萄糖、蔗糖、麦芽糖、乳糖的测定》中的测定方法。

1. 水解法

这一方法适用于食品中蔗糖的含量测定。

简单来说，就是把食品中的蔗糖水解为还原糖，用化学反应测出还原糖的含量，再推测蔗糖含量。

当然，食品中存在的糖分不仅仅是蔗糖，还有果糖、葡萄糖、麦芽糖和乳糖等。要测定这些不同种类的糖分含量，需要用色谱法。

2. 色谱法

用色谱法测量，需要先把试样中干扰分析的其他成分（如蛋白质）去除，再用色谱仪进行分析，就能算出不同糖分的含量。

正规商品包装上的含糖量，都是用国标的检测法测定出来的。

判断无糖饮料是不是真的无糖，主要看配料表是否有常见糖类（白砂糖、蔗糖、乳糖、果糖等），或是糊精、糖浆这类浓缩糖溶液，也可以看营养成分表上的糖含量。但要注意，成分表中的碳水化合物含量不等于糖含量，不要将二者混淆。

纠结无糖饮料到底有没有糖的人，大部分是在意糖分的危害和其带来的额外能量。

无糖饮料的甜味来源于甜味剂。甜味剂不会被人体代谢吸收，是目前替代白糖等添加糖的较优选择。

所以，忍不住想喝饮料的人，就擦亮眼睛，去选择一款真正的无糖饮料吧。

2. 蔬菜上的不明颗粒是什么？

大家是不是经常在择菜的时候发现，小油菜的叶片根部有少量绿色不明颗料，摸起来黏黏的。

如果上网搜索，可以看到类似的情况并不少见，大白菜、莴苣、芹菜、莜麦菜、生菜等蔬菜上也出现过，但多数是蓝色颗粒。

这些不明颗粒到底是什么？

其实，这种不明颗料应该是高效杀螺剂，主要用于对付蜗牛、蛞蝓、福寿螺、钉螺等软体动物。

很多人觉得菜青虫、毛毛虫会破坏蔬菜生长，但蜗牛的实力也不容小觑，尤其对十字花科植物（大白菜、小白菜、包菜、花菜等）的杀伤力巨大。

如果没有杀螺剂，许多蔬菜、水果的产量将受到严重影响。

杀螺剂的有效成分是四聚乙醛，是难溶于水的白色结晶，通常需要和辅料一起做成颗粒状、粉状或悬浮液再使用。

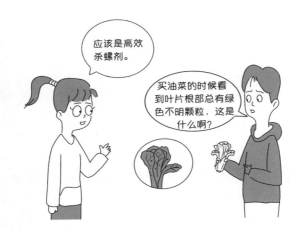

应该是高效杀螺剂。

买油菜的时候看到叶片根部总有绿色不明颗粒，这是什么啊？

目前，中国登记在册的含有四聚乙醛的农药有 120 种左右，其中约 80 种是颗粒剂型，其四聚乙醛的含量多数在 6% 左右。

杀螺剂颗粒的颜色来自染料，主要作用是方便农民记录施药情况。其中蓝色比较常见，因为这个颜色不是自然界中食物的颜色，可以避免鸟类误食。

另外，现在很多杀螺剂颗粒中还添加了微量的苯甲地那铵（俗称苦精），同样也是为了避免鸟类误食。

有趣的是，苯甲地那铵也常常出现在玩具、洗手液、汽车防冻液、鼠药等产品中，防止人类误食。

这些不明颗粒有毒吗？

四聚乙醛的毒性并没有网上说的那么吓人。

按照农药登记信息，四聚乙醛属于低毒农药，而且对蜗牛以外的其他生物的毒性也很小。

北京市制定了《2017年农作物病虫草鼠害绿色防控农药与药械产品推荐名录》，其中就有四聚乙醛。

在欧美国家，四聚乙醛也被广泛使用。除了果蔬种植，它也被用于庭院绿化和花卉种植等领域。美国1986年即批准了它的使用，目前它仍被用于草莓、番茄、西蓝花、包菜等数十种农作物。

目前我国已经规定了四聚乙醛在糙米、韭菜、结球甘蓝（包菜）、菠菜、芹菜和白菜中的含量，为每公斤1～3毫克。

四聚乙醛导致人类急性中毒的案例主要是生产企业的员工、农民、园丁等误食，而普通消费者几乎没有出现这样过的情况。

此外，它也没有致癌、致畸、致突变等毒性。

如何使用杀螺剂？

颗粒状的杀螺剂无须直接撒在蔬菜上，而是撒在种的两行菜中间。

杀螺剂中有蜗牛喜欢的诱饵，可以把蜗牛吸引过来。蜗牛吃了或接触之后会出现神经麻痹、脱水而死。

蔬菜上偶尔出现颗粒状杀螺剂的原因，很可能是农民在施用的时候操作不规范，也可能是农民不知道这个农药的正确用法。农药的合理使用需要遵守施药次数、施药间隔和停药期的要求。

但我国有上亿农民，存在文化程度不高、法律意识不强的客观情况，所以不规范使用农药的情况肯定是存在的，而且也不是在短时间内就能杜绝的。

目前，我国相关部门对农药的管理重点在农药生产、销售和施用的监管上，而国家标准规定中关于农药残留物限量的项目偏少，不利于食品监管部门的监督执法。

例如，美国规定了140余项农作物中四聚乙醛的残留限量，欧盟有近380项，而我国仅有7项。

如果蔬菜上有杀螺剂要怎么办？

首先，植物并不吸收四聚乙醛，也不会富集它，因此切除有药物沾染的部位即可。

其次，通过浸泡清洗、去皮、焯水等常规操作均可去除大部分农药残留物（不仅限于四聚乙醛），不必太过担心。

3. 槟榔到底能不能吃？

2019 年 3 月 7 日，一份湖南省槟榔食品行业协会下发的《关于停止广告宣传的通知》引起热议。这份文件要求，湖南所有槟榔生产企业即日起停止在国内的全部广告宣传，且此项工作必须在 3 月 15 日前全部完成。

槟榔怎么了？它到底有什么问题？

槟榔产自哪里？

槟榔的原产地是马来西亚，它的名字也是根据马来语的发音音译的。我国也种植槟榔，主要分布在海南、台湾、云南等地。

有一段时间，国内兴起一股"嚼槟榔"的风潮，很多地方的街头都在卖槟榔，不少年轻人也把它当潮流的零食来吃，在很多电视节目中也能看到它的身影。

实际上，国内吃到的槟榔基本都来自湖南湘潭。

要知道，湖南可不是槟榔的产地，但是为什么会有这么多槟榔呢？很重要的原因是那时的湘潭县要依托槟榔发展经济。

然而，当我们开始嚼槟榔的时候，就离癌症不远了！

槟榔是 1 级致癌物吗？

槟榔是世界卫生组织下属的国际癌症研究中心定义的 1 级致癌物。1 级致癌物是指有明确致癌作用的物质，包括槟榔果、含烟草的槟榔嚼块、不含烟草的槟榔嚼块，都会导致口腔癌。

我们常说的槟榔是槟榔树上结的槟榔果。新鲜采摘的槟榔，是青绿色的呈椭圆状的果实，也被称为青果。将青果分成两半，去除果核，加上荖花（贩卖时称为榔叶）包裹的石灰，就制成了大家常吃的槟榔。嚼槟榔跟吸烟类似，会让人上瘾。一旦爱上嚼槟榔，就很难戒掉。

长期咀嚼槟榔容易导致口腔黏膜纤病变。病变前期会感觉口腔中有干燥灼热感甚至出现溃疡现象，到了后期甚至连开口说话都变得困难。继续咀嚼的话，很可能导致口腔癌。除此之外，槟榔中的有害物质会被身体吸收，还有可能引起肺癌、食道癌以及宫颈癌等。

为什么嚼槟榔会导致口腔癌？

首先，槟榔的质地粗糙，嚼起来很费劲，在咀嚼时会对口腔黏膜造成微小损伤和慢性刺激。长期、大量地咀嚼则会引起慢性炎症，增加患口腔癌风险。

其次，槟榔含槟榔碱、槟榔次碱等物质。这些物质不仅影响口腔健康，还会损伤食道和胃，有致癌性。所以，常嚼槟榔的人患食道癌和胃癌的概率也会增高。

最后，大部分口腔癌患者既嚼槟榔又吸烟，烟草也是世界公认的 1 级致癌物，在烟草、槟榔的共同作用下，患口腔癌的风险会大大提高。

通过几组数据加深对嚼槟榔致癌的理解。

在槟榔最大消耗国——印度，口腔癌发病率位居世界第一。

在人口数量不过 700 万的岛国巴布亚新几内亚，60% 居民咀嚼槟榔，口腔癌发病率高达千分之二。

在嚼槟榔盛行的台湾，口腔癌发病率也很高，每 10 万男性居民中就有 27.4 例口腔癌患者。

据 2017 年湖南肿瘤数据显示，湖南口腔癌发病率明显高于

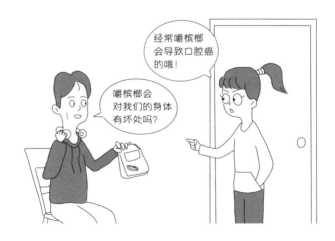

全国平均水平。口腔癌已被列入导致湖南男性死亡的前 10 位的癌症。

槟榔会增加死亡率吗?

除了增加患口腔癌风险,槟榔还有很多其他危害。

长期嚼槟榔对牙齿不利,会对牙齿造成严重的磨损。有不少槟榔痴迷者因为嚼槟榔致癌,之后通过手术切掉牙床。槟榔部分成分还会损害味觉神经与唾液分泌。此外,槟榔渣也刺激胃壁,严重时可导致胃黏膜发炎甚至穿孔。总之,吃槟榔会对人体健康造成很大损害,增加死亡的风险。

在我国最大槟榔食用省份湖南,口腔癌发病率超出全国平均水平的数值 20 倍。作为一种高致死癌症,即使进行手术,超过半数的患者也会在术后因复发而死亡。

4. 顶花带刺的黄瓜是打了避孕药吗？

去超市买黄瓜的时候，很多人都特别不愿意买顶花带刺的黄瓜，以为顶花带刺的黄瓜都是打了激素的，吃了有毒。

还有一些人不愿意买笔直的黄瓜，因为网上说"笔直的黄瓜都喷了药，弯黄瓜才是天然的"。

这些说法都是真的吗？挑选黄瓜时应该注意什么？

黄瓜顶部的花是如何形成的？

其实，顶花带刺的黄瓜属于单性结实，不存在安全隐患。

黄瓜的花基本上是雌雄同株异花，偶尔也会出现两性花。黄瓜果实可以不经过授粉而结果，结出顶花带刺的黄瓜。

其实很多黄瓜是在寒冷的冬春季节种植的。在冬春季节种植黄瓜的过程中，由于受低温、短日照、弱光等影响，黄瓜植株生长缓慢。黄瓜在低温、短日照条件下雌花数量多，坐果率低，势必影响黄瓜产量，就可能无法满足人们的需求。怎么办呢？科学家发现，如果在开花当天或前一天用一定量的氯吡脲药液涂抹花柄，就能提高坐果率、增加产量。这种做法被沿用了下来。

因此，冬春季节生产的顶花带刺黄瓜，部分是由于黄瓜自然单性结实产生的，也有个别是使用氯吡脲而产生的单性结实黄瓜。

也就是说，顶花带刺的现象并不能说明黄瓜有没有打激素，传说中使用避孕药的说法就更不可信了。

笔直的黄瓜都喷了药吗？

"笔直的黄瓜都喷了药，弯黄瓜才是天然的。"这种说法其实也没有道理。无论是直黄瓜还是弯黄瓜，在自然条件下都可以生长。

实际上，黄瓜长得直才是正常的。但黄瓜的生长形态，跟它的生长环境有很大关系。

当环境温度、光照、水源和土壤肥适宜时，黄瓜的植株生长旺盛，结出直黄瓜的比例就高。当然，品种也会影响黄瓜的生长形状。

但是，当环境条件变得恶劣时，比如出现低温、弱光、缺水、养分不足等情况，结出弯黄瓜的比例就会升高。

如何解决这个问题呢？科学家们在漫长的种植过程中发现，在黄瓜花上涂上浓度适宜的植物性激素就能改善果实的生长状况，减少结出弯黄瓜的比例。最常用的植物生长调节剂是氯吡脲。

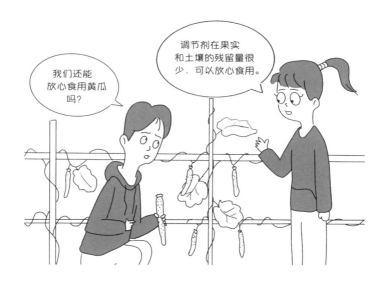

可以放心吃黄瓜吗?

氯吡脲到底是什么?还能放心吃黄瓜吗?

氯吡脲是一种常用的植物生长调节剂,在植物中可以发挥类似激素的作用。目前,美国、日本和我国都在使用。氯吡脲能改变内源性的激素水平,让更多的花结成果,也可以调节黄瓜的生长。使用氯吡脲,可以让没有授粉的黄瓜也开始发育,改善黄瓜的生长状况,减少结出弯黄瓜的比例。

研究发现,如果按推荐的用法用量来使用,氯吡脲在果实和土壤里的残留量都很少,不会对健康产生影响。美国环境局对氯吡脲的评估也认为,合理使用氯吡脲对人和环境都是安全的。

同时，使用氯吡脲过量的可能性很低，因为所有的植物生长调节剂都有很强的自限性。少量使用植物生长调节剂能促进果实生长，但过量使用不但不能使效果更好，反而会使果实畸形、抑制生长。所以，农户不会过量使用，不然就是赔了夫人又折兵。

还有人担心使用了植物激素的黄瓜会使人性早熟、不孕不育。其实，植物生长调节剂只对植物起作用，与动物避孕药在结构、作用靶标和机理方面完全不同，植物生长调节剂对人和动物不产生作用。

5. 皮皮虾还能放心买吗？

皮皮虾富含优质蛋白质和 DHA 等营养物质，味道还特别鲜美，所以很多家长都会做给孩子吃。

最近有短视频称，某购物平台连续三次上黑榜，因为其出售的皮皮虾重金属镉含量严重超标。看到这个视频，很多家长非常担心：还能买皮皮虾吃吗？会不会有重金属危害？

镉是什么？

镉是一种柔软的银白色金属，在地壳中广泛存在，我们周围大多数土壤和岩石中都含有一些镉。

镉在很多工业中都有广泛的应用，比如电镀、生产颜料等。镉有助于制造明亮而持久的颜料，用于油漆和涂料，并使塑料和陶瓷着色。镉金属还可以用来生产电池，比如我们现在常用的充电电池都是镍镉电池。

镉有什么危害？

镉是一种能在人体和环境中长期蓄积的有毒重金属，对肾脏、骨骼和呼吸系统都有很强的毒性，也被世界卫生组织国际癌症研究中心认定为 1 级致癌物。

对于不抽烟的人来说，食用含镉食物是摄入镉的最主要途径。进入人体内的镉会在肝、肾处积累，引起肾损伤，并导致人体骨骼生长代谢受阻，从而引发骨骼的各种病变。

20 世纪 60 年代，日本富士县曾流行一种"痛痛病"，它是人长期食用含镉食物而引起的镉中毒症。患者全身各部位会发生神经痛、骨痛现象，行动困难。到了患病后期，患者骨骼软化、萎缩、四肢弯曲、脊柱变形、骨质松脆，就连咳嗽都能引起骨折。

镉中毒最麻烦的地方在于它的长期性，即使停止食用含镉食物，它造成的危害依然会持续。

皮皮虾中为什么有镉？

镉在土壤中普遍存在，会通过土壤、水源、空气流动等进入整个生态系统内循环。随着工业生产的加快，镉通过废水、废气等大量排放到环境中，污染水源和土壤，再通过灌溉、种植等途径进入食物。

镉会污染水源，皮皮虾生活在水里，呼吸时会吸收水中的重金属镉，表面的皮肤也会渗入一些重金属。

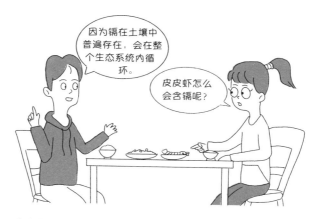

皮皮虾吃东西的时候会吃进去一些重金属镉。俗话说，大鱼吃小鱼，小鱼吃小虾，小虾吃土壤。实际上，水产品都不可避免地含有镉，其中尤以海蟹、鱼及贝类的镉含量最多。根据调查发现，水产品是沿海地区居民摄入镉的一个重要来源。

还能吃皮皮虾吗？

其实，正常吃皮皮虾是不用担心的。

首先，皮皮虾含有的镉不多。其实大米、蔬菜、面食和贝类才是我们摄入镉的主要食物来源。

其次，我们摄入镉的风险在安全范围内。

国家针对镉制定了一个安全线，只要在这个安全线内，就不用担心。

我国的膳食调查数据显示，目前，我国居民摄入镉的平均量是每月每公斤体重 15.3 微克，没有超过安全线。

目前，世界卫生组织对镉的安全线上限是每周每公斤体重 7 微克。这相当于一个 60 公斤的人，每天摄入不超过 60 微克镉就是安全的。

如何减少镉的风险？

镉对人体有害，我们也应该尽量跟它保持距离，减少摄入。这里有几个建议。

第一，食不过量。皮皮虾好吃，但是我们平时应注意控制摄入量。

第二，尽量从正规的渠道购买食品，尤其是水产品。正规渠道、正规厂家对原料采购地往往有更严格的筛选标准和质量控制要求，通常风险更低。

第三，吃多样化的食品。日常饮食不要只吃某一种或者某几种食物，而是应该参考膳食指南的建议保证食物多样化，这样有助于摄入更加均衡的营养，同时减少镉摄入的风险。

第四，减少高镉食物的摄入量，比如米饭、面食、海蟹、贝类等。

6. 空心菜是最毒的蔬菜吗？

网上一直有说法称空心菜是吸收农药和重金属最厉害的蔬菜，其重金属超标可能会给人体带来致命的伤害。

空心菜真的容易富集有毒物质吗？还能放心地吃空心菜吗？

空心菜只生活在水里吗？

其实，我们吃的空心菜基本上都是在土壤中种植的。

空心菜又称蕹菜，主要分旱蕹和水蕹两种，还有半水半旱类型，是热带、亚热带地区的特色蔬菜。但是由于空心菜对于水质的要求非常高，完全在水中生长的空心菜产量并不高，无法满足人们的食用需求。

因此，现在我们吃到的空心菜基本上都是采用土地种植或者大棚种植的。

空心菜最容易吸附重金属和农药残留物吗？

重金属和农药残留物逐渐成为环境中的污染物。任何一种蔬菜都不可避免地会被环境中的污染物污染，空心菜也不例外。

一些研究发现，空心菜对于某些重金属（如铅）的确有比较强的富集能力，但这并不意味着空心菜对重金属的吸附能力就是最强的。

环境中的重金属有很多，如铅、镉、汞、砷、铬等。空心菜可能对一种重金属的吸附能力相对较强，但对其他重金属的吸附能力也可能比较弱。

有研究发现，莜麦菜对镉的富集能力就比空心菜强。

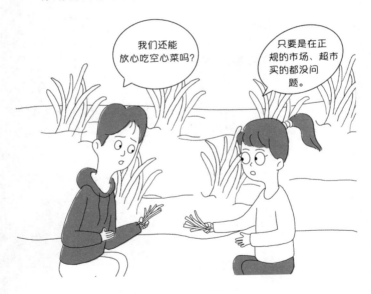

更重要的是，空心菜的重金属富集能力强也不一定意味着它所含的重金属就一定超标。重金属含量高低、是否超标，还得看产地环境和生产过程。产地的环境中重金属不超标，生产过程中使用的物料重金属不超标，基本就可以让人放心食用。

有研究曾对莴苣、丝瓜、番茄、胡萝卜、莜麦菜和空心菜等8种常见蔬菜的重金属进行了检测，发现空心菜中的重金属铅、镉等超标的风险的确比较高，但超标的现象还是很少的。所以，只要是按照规范种植出来的空心菜，一般是不会出现重金属或农药残留物超标的现象。

还能放心吃空心菜吗？

首先，我国对所有上市的空心菜都进行了严格的质量把控。从土壤检测、选种育苗到生长过程中农药的使用等，国家都有严格的标准。蔬菜要想上市，就必须通过国家相关部门的抽检。因此，只要是在正规菜市场或超市购买的空心菜，完全可以放心食用。

其次，即使在空心菜中检测出重金属、农药残留物，如果检测结果远远低于国家安全限量值，就没必要担心。目前市场上绝大多数的空心菜，重金属和农药残留物的含量并未超标，是可以放心食用的。

总之，买菜时去正规超市和市场，买回家后认真洗菜，尽量做熟后再食用，就完全可以放心啦。

7. 养殖的三文鱼能吃吗?

三文鱼是深受人们喜爱的一种鱼类。它营养价值高,富含DHA,有助于宝宝智力的发育,很多家长都会买给孩子吃。

然而,最近有瑞典科学家发布了一份令人震惊的报告,称三文鱼是全世界最毒的食物。这篇文章表示,现在的三文鱼大多是养殖的。养殖三文鱼寄生虫多,还容易富集农药残留物和持久性有机污染物,抗生素也很多……吃养殖的三文鱼,不仅会增加患癌症的风险,还会增加患糖尿病、关节炎、心血管疾病和老年痴呆症的风险。

吃养殖的三文鱼真的有这么多风险吗? 还能放心吃三文鱼吗?

三文鱼都是养殖的吗?

因为野生的三文鱼供不应求,目前在市场上买到的三文鱼基本上都是养殖的。

在国内,当人们想买三文鱼的时候,其实是想买大西洋三文鱼。

　　不幸的是，这种鱼类的生命史相当复杂。大部分大西洋三文鱼生活在海洋中，但每年都要逆流而上，回到淡水河流中产卵。野生三文鱼常常需要三五年甚至更久才能长成，而且通常一生只繁殖一次。而且，野生三文鱼通常会聚集在自己出生的那条河流。因此，一条河中的野生三文鱼一旦被过度捕捞，就很难再恢复原样。欧洲地区许多盛产野生三文鱼的河流，已经基本绝迹。

　　所以只能通过养殖来解决野生三文鱼供不应求的现象。

　　从 20 世纪 80 年代开始，养殖的三文鱼的比例越来越高。据统计，美国市场上超过 99% 的大西洋三文鱼是养殖的。从全球范围来看，养殖的三文鱼占到了世界三文鱼供应量的 70% 以上。养

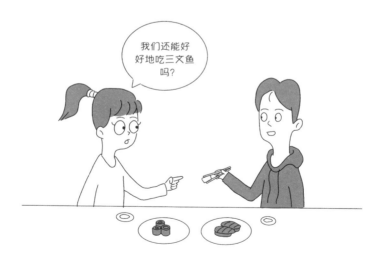

殖三文鱼的主要国家为挪威和智利，其次为英国和加拿大。

据报道，美国食品药品监督管理局近年还批准了一种转基因三文鱼。相比传统的三文鱼，它的生长速度更快，每公斤产量所需的食物和其他资源更少，可以缓解野生三文鱼供不应求的现状。

养殖的三文鱼的体内寄生虫超标吗？

有说法称，养殖的三文鱼聚集在一起的时候，很容易引来海虱子。海虱子会寄生在三文鱼体内，引发其皮肤病变，甚至可能导致三文鱼死亡，或者导致鱼肉无法食用。海虱子是三文鱼体内最常见的一种寄生虫。不过，海虱子主要会影响三文鱼的健康，对人体并没有很大的影响。

实际上，如果三文鱼感染了海虱子，对养殖户的影响最大。因为海虱子寄生在三文鱼体内会对其造成严重伤害，并能使三文鱼幼崽死亡，最终导致产量下降。不过，现在的养殖技术进步很大。有研究就提到，现在挪威的三文鱼养殖普遍用一种更科学的技术，这种技术可以有效地减少海虱子。

而且，三文鱼在销售到市场前也有严格的寄生虫含量控制要求，人们也会采取适当的处理办法杀死寄生虫，比如进行零下 23 摄氏度冷冻 1 周或者零下 35 摄氏度冷冻 15 小时的处理。

而野生三文鱼，由于其完全是在野外生长，其体内寄生虫含量超标的风险反而更高。

养殖的三文鱼的农药残留物和持久性有机污染物多吗？

确实有一些研究发现，养殖的三文鱼中有机氯农药残留物比野生的三文鱼高出很多。

但是，美国华盛顿州卫生局认为，随着养殖技术的规范和进步，现在的三文鱼养殖对这些污染物的控制已经做得越来越好了。

2017 年，有研究对养殖的大西洋三文鱼中持久性有机污染物进行了测量。结果发现，现在养殖的三文鱼体内的持久性有机污染物含量都比野生的要低。而且，不论是野生的三文鱼，还是养殖的三文鱼，其体内的环境污染物含量都是低于欧盟标准的。换句话说，这些三文鱼其实都是可以放心食用的。

曾有一项临床研究分别给两组受试者吃养殖的三文鱼和野生的三文鱼。结果发现，吃养殖的三文鱼那组和对照组相比，体内持久性有机污染物和环境污染物的含量并没有显著差异。因此，只要是正常食用，不论是养殖的三文鱼，还是野生的三文鱼，都不用太担心。

养殖的三文鱼抗生素多吗？

文中还称，养殖的三文鱼会大量食用抗生素，人吃后会增强体内病菌的耐药性，对"超级细菌"更加没有抵抗的能力。

在 20 世纪 80 年代，抗生素在三文鱼养殖中的确被广泛使用，因为三文鱼很容易感染一种细菌疾病——疖疮病，这种病在野生的三文鱼中也非常普遍。当时没有很有效的处理办法，所以很多养殖户就将抗生素混入鱼食，以预防和治疗疖疮病。

但抗生素滥用会加快耐药性形成，对整个行业影响可能会更大。所以，1980年末，挪威国家兽医研究所的科学家们针对挪威养殖鲑鱼中的疖疮病开发了一种疫苗。这种疫苗对人类没有副作用，还能很有效地防止三文鱼生病。到1994年时，几乎全挪威的养殖户都从使用抗生素转向了接种疫苗。

养殖的三文鱼的营养价值低吗？

三文鱼富含优质的蛋白质、多不饱和脂肪酸，尤其是它含有的Omega-3最受大家的青睐。因为Omega-3有助于大脑发育，这也是很多家长给孩子吃三文鱼的一个重要原因。

其实，从营养分析来看，养殖的三文鱼和野生的三文鱼的营养价值并没有很大差异。

根据美国农业部食物营养数据库的数据来看，养殖的三文鱼和野生的三文鱼的蛋白质含量没有很大差异，平均含量都在23克/百克；养殖的三文鱼的总脂肪含量是15克/百克，比野生的要高很多；养殖的三文鱼中的Omega-3也比野生的三文鱼要多一些。

欧盟食品安全局和美国华盛顿州卫生局认为，养殖的三文鱼和野生的三文鱼的营养价值，包括蛋白质、Omega-3、Omega-6等，都没有显著差异。

淡水三文鱼是三文鱼吗?

最近国内开始流行一种"淡水三文鱼",它其实是虹鳟,并不是真正的三文鱼。美国食品药品监督管理局也明确指出,虹鳟不是三文鱼。在市场交易中,虹鳟商品包装上不得标注"三文鱼"(Salmon)。

淡水三文鱼体内寄生虫的含量更高,建议不要生吃。

8. 小龙虾的什么部位不能吃？

小龙虾是饭桌上的常客，但是小龙虾的什么部位不能吃呢？

虾线能吃吗？

吃小龙虾时，大家最不喜欢的估计就是虾线了。

其实，虾线属于虾的消化道，里面黑色的东西自然是小龙虾还没有排出体外的排泄物。

理论上来说，虾线确实不干净，所以很多人在处理虾的时候都会把它去掉。但是，不小心吃了也没事，因为经过烹调做熟，虾线里的细菌也会被高温杀灭，是安全的，即使吃下去也会被我们的消化道进一步消化代谢。

实际上，一些动物的排泄物也被广泛应用。比如，闻名世界的猫屎咖啡（麝香猫咖啡）是从食用咖啡豆的麝香猫的粪便中提取原料并加工制作而成的咖啡。因为用经过麝香猫的胃发酵的咖啡豆所制成的咖啡别有一番滋味，猫屎咖啡成为国际市场上的抢手货，每磅的价格高达几百美元。

另外，龙涎香是一种珍贵的海产品，内含龙涎素，是抹香鲸的肠内分泌物，常用来做香水。有的抹香鲸会将肠内分泌物吐出来，有的则将其从肠道排出体外。

虾黄能吃吗？

小龙虾虽小，但五脏俱全。我们平时吃到的虾身，只是它的尾巴，而小龙虾的脑、心脏、性腺、消化腺还有胃和触角腺等器官，都集中在头部。

虾头里的"黄"，其实是小龙虾的消化腺，也就是肝胰腺，主要包括了小龙虾的肝脏和胰脏，它的主要作用是帮助小龙虾消化食物。

一些研究对小龙虾的虾黄的营养成分进行分析后发现，虾黄里含有丰富的蛋白质和不饱和脂肪酸，这些对我们的健康都是有好处的。而很多人担心小龙虾的虾黄中的重金属会对人体不利，其实在正规市场买的小龙虾的重金属含量都是在安全范围内的。因此，虾黄是可以放心吃的。

不过，小龙虾的个头不大，多数时候我们吃到的小龙虾中的虾黄并不丰富，吃的时候也不是特别方便，如果挑不好，还会吃到其他内脏，比如鳃。小龙虾靠鳃过滤水中杂质，因此鳃容易富集毒素。

虾头能吃吗？

小龙虾体内的重金属大多集中在鳃和内脏中，而鳃和内脏主

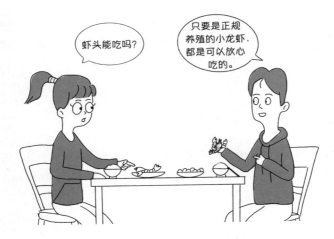

要集中在头部。所以，小龙虾的头部会更容易富集重金属。但这并不意味着小龙虾的头部就不能吃。

小龙虾体内的重金属主要来源于水和饲料。一般来说，虾头和虾壳中的重金属含量会高一些。但是如果水质和饲料太差，小龙虾也无法存活，所以，正规养殖的小龙虾的重金属含量一般都在安全范围内。而且，消费者食用小龙虾主要集中在夏天，短期内的食用量可能比较大，但全年平均下来摄入量还是较少的。

但是，重金属对儿童、孕妇及老人的影响比较大，不吃虾头是更好的选择。

如何健康地吃小龙虾？

那么，如何烹饪和食用小龙虾才安全呢？

建议购买时尽量去正规的市场挑选新鲜的小龙虾。如果发现有死的小龙虾，尽量不要购买，因为死的小龙虾被细菌等污染的风险会更高。吃的时候，最好先用清水浸泡半个小时，然后去掉虾线、刷净虾尾再做熟吃。特别强调的是，吃小龙虾一定要充分加热使其熟透，这样就能杀死其体内可能存在的细菌和寄生虫。吃不完的小龙虾可以冷藏密封保存，但第二天拿出来吃的时候也要记得充分加热。

　　如果选择在外就餐，尽量去正规的餐厅吃小龙虾，不去路边小摊贩处。

　　最后建议吃小龙虾要适量。现在很多小龙虾，比如麻辣龙虾，油多盐多，多吃也是不健康的。

9. 猪的什么部位不能吃？

　　自古以来，猪肉是许多中国人摄入动物蛋白和脂肪的重要来源。但是，猪的什么部位不能吃呢？

猪肺的灰尘多吗？

　　人类有一种肺尘病，又叫尘肺病，患病原因就是人长期处于充满尘埃的场所而吸入大量灰尘导致末梢支气管下的肺泡积存灰

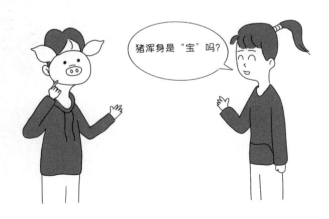

猪浑身是"宝"吗？

尘。不过，这种疾病目前只在人身上发现，而且患病的人大多是一些特殊职业人群，因为其工作环境中存在大量粉尘，才容易得这种病。

而绝大多数猪不会被圈养在粉尘特别多的地方。养殖者会特别注意猪的养殖环境。因此，猪肺并不会有很多灰尘。

猪大肠可以吃吗？

其实，猪大肠的脂肪含量并不算高。中国食物成分表显示，猪大肠的脂肪含量只有18.7%，这跟猪其他部位的脂肪含量比是比较少的。比如，猪后肘肉的脂肪含量是28%，后臀是30.8%，肥肉则是88.6%。

很多人认为猪大肠很脏，因为大肠是食物消化后残渣（粪便）排出的地方。

由于需要排泄食物残渣，大肠里的微生物的确很多，也可能存在寄生虫、致病菌。但只要经过彻底清洗，洗去食物残渣，吃的时候加热熟透，猪大肠还是可以放心食用的。

猪血的灰尘多吗？

血液是在动物的循环系统、心脏和血管腔内循环流动的一种组织，相当于体内的搬运工，可以将氧气及营养素送到各个器官，并将细胞的代谢废弃物带离细胞。健康的猪的血液是安全的，可以放心吃。

而灰尘主要是在猪的肺部代谢，虽然人也会通过食用猪血让少量灰尘微粒进入人体，但不用过分担心。不过如果去不正规的地方不小心买到了病死的猪或者猪血，那就是另外一回事了。在这里也提醒大家，尽量去正规、有检验检疫的地方购买猪血制品。

猪脑的胆固醇多吗？

猪脑中的胆固醇含量的确比较高，每百克猪脑中的胆固醇含量高达 2571 毫克，而 100 克鲜鱿鱼中胆固醇的含量只有 230 毫克左右，一个蛋黄中胆固醇只有 200 毫克左右。

不过，大家并不需要太担心食物中的胆固醇。国际上最新的研究发现，食物中的胆固醇对于心血管疾病并没有太大影响，也正因如此，美国最新的膳食指南都取消了对胆固醇的限制。

所以，偶尔吃猪脑是没有问题的。

猪肝的重金属多吗？

猪肝等动物肝脏中的确有更多的重金属残留物。因为猪肝是猪体内最大的解毒器和毒物中转站，进入体内的有毒、有害物质，如重金属等都是在肝脏中经过代谢、转化、解毒并排出体外的。

当肝脏功能下降或有毒、有害物质摄入较多时，肝脏中就会蓄积这些有害物质。我国多地对当地市场销售的猪肝等肝脏食品进行调查发现，猪肝等动物肝脏中的重金属、兽药残留物通常都较高。

不过，猪肝中重金属含量较高并不意味着一定超标。

一般来说，正规渠道购买的猪肝是可以放心食用的。而且，猪肝中也含有微量元素铁、维生素等营养物质，偶尔吃一些还是有好处的。

10. 腐乳到底能不能吃？

大自然中有各种各样的霉菌，经常会出现在保存不当的食物表面。这其中蕴藏了许多物质，比如青霉素。

一种被广泛使用的天然色素，叫红曲。在现在已知的红曲中，至少有10种色素成分。

红曲是什么？

古时候人们用红曲发酵生产酒，例如南宋的《苕溪渔饮丛话》记载"江南人家造红酒，色味两绝"，这种传统一直流传到今天。

古时候获取色素并不容易，安全可靠的食用色素更少，红曲就是其中的优秀代表。例如《清异录》里有"以红曲煮肉"，现在人们做粉蒸肉的时候也会用到红曲。

古人还发现红曲具有一定的防腐保鲜功能，比如《天工开物》记载用红曲涂抹鱼肉——"经10天蛆蝇不近，色味不减"。

传统红曲有库曲、轻曲、色曲三种。

库曲主要用于酿制黄酒、果酒、药酒；轻曲主要用于制作和酿造腐乳、酱菜、果酒、药酒，给食品着色；色曲则主要用于给食品着色。

它们的区别主要是菌种、发酵周期等。福建是我国传统红曲的主要产地，以古田红曲最有名。

如何获取红曲？

或许是从生霉的米饭得到启发，早期人们发明了制作红曲米的方法。说来也简单，就是让红曲污染蒸熟的米饭，然后让它充分生长，最后晾干就得到红曲米。

现代食品工业是在液态的营养液中培养红曲，然后经过分离和提取工艺得到其中的色素，又叫红曲红。当然也可以用传统方式来获得红曲米，然后磨碎提取色素。

但从 20 世纪 90 年代开始，液体培养的工艺逐渐成为主流，红曲色素的产量大幅提高。

红曲色素有什么特性？

红曲色素的化学性质在天然色素中算是相当出色的，在 pH 值 1 ～ 12 的范围内都比较稳定，在 120 摄氏度高温灭菌的环境下也能保持色泽，因此能够满足食物烹饪的需要。

此外，它的特性在各种氧化性或还原性物质中也比较稳定，不容易受金属离子的影响，因此特别适合用于食品工业。

当然，它在阳光直射下还是会褪色的，因此需要配合一些维生素 C 或者海藻糖、明胶等成分来增强稳定性。

红曲如何应用在食品中？

喜欢吃肉的人都知道，午餐肉、火腿肠等食品中常常会添加亚硝酸盐。

这是因为亚硝酸盐可以和肌红蛋白发生反应，使得形成的亚硝基肌红蛋白比较稳定，这样肉在加热之后也不会变成灰暗的颜色，同时亚硝酸盐还可以赋予食物独特的风味。不过，由于很多人都认为亚硝酸盐是致癌的，因此降低食品中亚硝酸盐的含量是一个顺应时代的选择。

后来人们发现，使用红曲不仅可以起到上色的作用，还可以大大降低亚硝酸盐的使用。除了前面提到的用于火腿肠、午餐肉的调色，红曲也可以用于食物表面上色，比如装饰糕点、糖果、腌菜、果汁、冰激凌等，甚至可以用于化妆品和药品的着色处理。

在家做粉蒸肉、红烧肉时用的腐乳汁里就有红曲。可能有的人会问，肉表面上色可以理解，酱牛肉里面能上色吗？由于红曲色素可以溶于水，因此在加工过程中也是可以做到给肉内部上色。

红曲会致癌吗？

红曲是霉菌，它产生的代谢物远不止红曲色素一种。

很早以前就有人发现红曲有抑菌能力。大约在 20 年前，法国科学家鉴定出了红曲产生的桔青霉素，后来又发现很多红曲都会产生这种物质。桔青霉素是一种真菌毒素，虽然其毒性比黄曲霉素逊色不少，但仍然可能伤害肾脏甚至致癌、致畸。

随后，日本、美国、欧盟等国家和地区开始限制中国红曲产品的出口。后来中国食品工业界开始筛选不产生桔青霉素的优秀红曲霉菌种，同时通过改进生产工艺减少桔青霉素的产生。

目前已经基本解决了这个问题，我国的国家标准也对红曲色

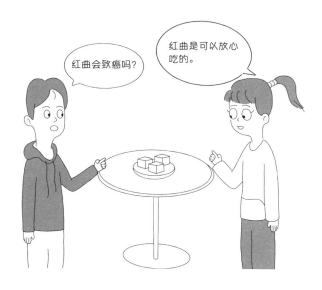

红曲会致癌吗？

红曲是可以放心吃的。

素中的桔青霉素作出了限量规定。

红曲有保健功能吗?

早在 1979 年，日本的研究人员就从红曲中发现了一种能抑制胆固醇合成的活性物质，叫作莫纳可林。后来以此为基础，开发了降胆固醇的药物洛伐他汀。再后来，科学家们又在红曲中找到了更多的活性成分，例如麦角固醇、γ - 氨基丁酸等。

目前的科学证据表明，红曲中的某些物质具有一定的抗癌、降血糖、降血脂、降血压等有益功效。

不过，消费者必须牢记，正常饮食中的红曲没有那么神奇，即使是以红曲开发的保健食品也很难有这样的效果。原因很简单，因为红曲中具有有益功效的成分含量很低。

总之，红曲是可以安全放心地吃的，但不要指望吃了它就延年益寿。

11. 吃红肉会致癌吗？

最近几年关于肉类的负面消息层出不穷，肉类致癌的报道更是屡见不鲜。红肉到底会不会致癌？还能放心吃红肉吗？

红肉会致癌吗？

从营养学角度分析，红肉有很高的营养价值，因为红肉含有丰富的人体所需的优质蛋白质、铁、锌和维生素 B_{12} 等营养素，适当吃红肉对人体健康是有好处的，世界各国的健康指南也推荐人们每天都要适当吃一些肉类。

但是，网上有大量说法称红肉致癌，不能多吃。那么，红肉到底会不会致癌呢？

红肉致癌的说法其实并非无中生有。世界卫生组织（WHO）曾发布了一个红肉及加工肉制品评估报告。在这个报告中，WHO将加工肉制品评定为 1 级致癌物，红肉则为 2A 级致癌物。不过，这并不意味着红肉一定致癌。癌症是一种典型的多因素慢性疾病，除了致癌物是重要诱因外，自身基因也是非常重要的致病因素。而且，致癌物也不是一定就会使人得癌。

如何吃肉更健康呢?

1.控制摄入量，注意饮食均衡。世界癌症基金会对相关证据的评估也认为，每周吃不超过 500 克的红肉并不会增加患肠癌的风险，也就是平均每天 70 克的摄入量。《中国居民膳食指南》推荐平均每人每天吃畜禽肉的量是 40 ~ 75 克。所以，只要摄入量在合理范围内，不必过于担心红肉会致癌。另外，膳食平衡也可以降低患癌症的风险。研究发现，如果吃红肉、加工肉制品的同时多吃蔬菜水果，可以降低患癌症的风险。

2.尽量选择新鲜的肉类，烹调时不用炭烤、油炸等高温方法，尽量降低烹调温度。因为高温煎炸、烧烤方法等均可使食物产生较多的致癌物。

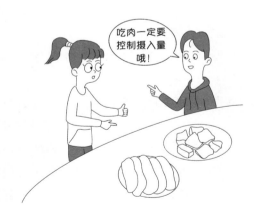

Chapter Two

健康饮食方式

1. 冷藏的食物安全吗？

欧洲的一则新闻曾报道，两名德国人因感染李斯特菌（Listeria monocytogenes）而身亡，另有 37 人同时感染此类病菌。调查锁定一家肉制品厂生产的香肠。据称，这家肉制品厂的产品不仅在德国销售，还出口到其他欧洲国家。

李斯特菌究竟是啥？它为何总是会污染我们的食品？被污染的食品会有多大危害呢？

李斯特菌是什么？

很多人对于李斯特菌这个名字感到非常陌生，而事实上，它离我们的生活并不遥远。

李斯特菌是一种致病细菌，在环境中相当常见。在泥土、植物、动物饲料以及人类和动物的粪便中，都可以找到它的身影。也正是这种广泛存在的特性，使得李斯特菌比较容易污染我们的食品，进而引起人类的食源性疾病。

美国跨部门食品安全分析协作团体（IFSAC）曾发布报告指

出，在美国，引起食源性疾病的最常见的四种致病菌中就包括李斯特菌。数据显示，在美国，李斯特菌每年引起约 2500 例疾病和 500 例死亡病例。在欧盟，李斯特菌感染病例死亡率为 12.7%。

香肠中的李斯特菌究竟来自哪里？

香肠中存在李斯特菌可能是因为生产原料被污染，同时生产后期杀菌不到位，导致细菌污染最终产品。

另外，在香肠的生产过程中，一些环节也可能造成食物被李斯特菌污染。比如，中山市出入境检验检疫局曾对一些冷饮制品企业进行调查，结果在生产车间的天花板进风口冷凝水中检测出

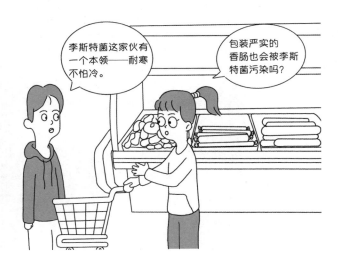

了李斯特菌。冷饮制品加工环境湿度大，易产生冷凝水。这些冷凝水经风力在空气中扩散，也可能将细菌带入产品中。

最重要的是，李斯特菌在低至零摄氏度的冷藏温度下仍可缓慢地生长，一般的冷冻低温也不足以将它们杀死。所以，冷藏保存的香肠中也可能有李斯特菌的存在。

哪些食物最容易被污染？

李斯特菌散布于不同的环境和食物中，只要时间充裕，它就能够大量繁殖。李斯特菌可能污染软芝士、涂酱、已经煮熟的冷冻鸡肉食品、经加工的熟火鸡肉、冻烟熏鱼类及未经酸化的猪肉等多种食物。美国疾病与预防控制中心提示，以下食物也存在李斯特菌污染风险。

1. 用未经高温消毒的生乳制作的奶酪。
2. 未经杀菌的蛋黄酱。
3. 提前做好、存放时间较长的三明治。
4. 未完全煮熟的豆芽。
5. 外购沙拉包或提前准备好的沙拉。

误食被李斯特菌污染的食物会怎样？

其实，并不是所有通过食物接触李斯特菌的人都会生病，真正发生食源性李斯特菌病的情况还是比较罕见的。

但是一旦发病，李斯特菌却可能带来相当严重甚至致命的后果。李斯特菌病的患者通常会在进食受污染食物后 3 ~ 70 天内出现类似感冒的症状，包括恶心、呕吐、腹部痉挛、腹泻、头痛、便秘及持续发烧，严重的感染个案也可能出现败血病和脑膜炎。

李斯特菌最容易影响的是孕妇、初生婴儿、老年人和免疫力较低的人群（例如艾滋病、糖尿病、癌症患者）。孕妇感染李斯特菌之后，本人可能并不会出现严重的症状，但细菌可以通过胎盘感染胎儿，并可能造成流产、败血病和初生婴儿脑膜炎等严重后果。所以，这些人群在食品卫生安全方面需要格外留意。

如何避免被李斯特菌感染？

有调查显示，近 2/3 的李斯特菌感染者家里的冰箱中都有李斯特菌。以下的小习惯可以在一定程度上让我们避免被李斯特菌感染。

1. 在选购易被李斯特菌污染的食物（尤其是保质期较长的冷藏即食食物）时，应注意查看食物包装是否完好。如果发现包装有破损，最好不要购买。

2. 注意个人卫生。在个人卫生方面，应该注意在处理食物前后、进食前、上厕所后或更换尿片后清洗双手。平时做饭时，也要保持清洁、生熟分开、保证食物彻底加热，并使用安全的水和原材料。

3. 选择食物要谨慎。要避免饮用未经杀菌处理的牛奶，或进食未经杀菌处理的乳制品。孕妇、老年人及免疫功能受损的人士应避免进食高风险的食物。

4. 定期清理冰箱。冰箱并不是保险箱，冰箱里也很有可能滋生李斯特菌。平时一定要定期对冰箱进行清理、消毒，存放在冰箱里的剩饭剩菜、熟肉制品也最好充分加热之后再吃。

2. 案板和筷子用久了会有黄曲霉毒素吗？

　　某媒体曾报道，案板或筷子用久了会滋生各种霉菌。轻者可能导致感染性腹泻、呕吐等消化系统疾病，严重发霉的案板或筷子会滋生黄曲霉毒素。黄曲霉毒素已经被广泛认定可诱发肝癌。情况真的如此吗？

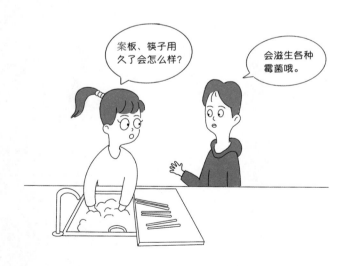

黄曲霉会产生毒素吗?

黄曲霉是一种霉菌，它产生毒素需要一定的条件，比如温暖、潮湿的环境，合适的营养。

黄曲霉最喜欢的食物是大米、小麦、玉米、花生等。一般案板和筷子上不会有这么丰富的营养，想产生毒素还是挺不容易的。媒体报道中的说法，显然过于牵强。

除了营养条件，黄曲霉产生毒素还需要携带"产毒基因"，否则即使是受黄曲霉污染，也不会有毒素。

过去在我国南方的一些地方，黄曲霉毒素污染高发。后来人们往田里喷洒不产生黄曲霉毒素的黄曲霉孢子，来防治黄曲霉毒素污染。

长霉就一定是黄曲霉吗?

案板和筷子长霉是比较常见的，尤其是在我国南方地区潮湿的梅雨季节里。

但霉菌是自然界最常见的微生物之一，绝大多数霉菌并不会影响人类健康。比如，大家经常说的雨后泥土的芬芳，其实很大程度上是空气中飘浮的霉菌孢子的味道。食品储藏过程中的霉菌污染会导致食物腐败变质，但它们并不会直接危害人类健康。

不同筷子各有什么特点?

竹筷子、木筷子使用时间长后容易变形开裂，表面磨损比较明显，受潮易发霉。现在一些餐馆和外卖使用的一次性筷子，多是用竹子做的，由于加工门槛低，价格便宜，质量堪忧，有些还有刺鼻的味道，甚至有霉点。

塑料筷子以密胺材质为主。密胺其实就是高分子聚合状态的三聚氰胺。这类筷子不仅安全，还容易清洗，不易长霉。但其缺点是韧性不足，容易摔断，受热易变形。

金属筷子多数为不锈钢或其他合金材质，优点是结实、耐磨、不易变形、不易长霉、容易清洗，缺点是筷子本身有些沉。

如何保存和使用筷子?

首先，建议将筷子表面沥干水分后再放入筷子盒。

其次，镂空的筷子盒更利于干燥，筷子盒下面要有出水孔。要定期清理筷子盒，放置筷子时将筷子头朝上。

最后，筷子盒里尽量不要放太多餐具，多余的晾干后建议收进橱柜。

不同材质的案板有什么不同特点?

木质案板的吸水性强，硬度较低，耐磨性差，易开裂，易长霉。有些人会用桐油或其他油对案板进行保养。

竹质案板的吸水性中等，硬度较高，耐磨性较好，易开裂，不易长霉，易保养。

塑料案板不吸水，硬度中等，耐磨性中等，不易开裂，不易长霉，易保养。

玻璃案板不吸水，硬度高，耐磨性强，不易发霉，易保养，但不太适合剁肉，切果蔬时和刀接触容易产生剐擦声。

如何保存和使用案板？

首先，案板尽量做到生熟分开。如果只有一块案板，不要以正反面来区分生熟，应该用使用的先后次序来区分。

其次，案板用完，及时清洗干净，保证案板表面不留食物残渣。案板洗完可悬挂或立起来，不要贴墙放置或平放在台面上。

再次，下次使用案板前，最好用流水清洗。

最后，按照案板使用说明进行适当保养可延长其使用期。

3. 隔夜食物到底能不能吃?

有新闻曾报道,有一位老人吃了隔夜的冰西瓜,结果导致肠坏死。隔夜食物能吃吗?

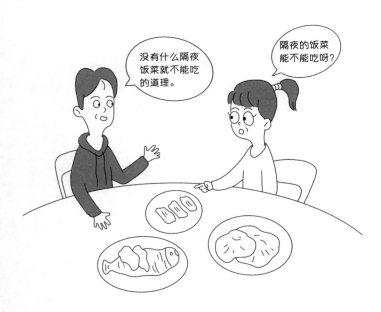

没有什么隔夜饭菜就不能吃的道理。

隔夜的饭菜能不能吃呀?

隔夜饭菜能吃吗？

隔夜食物会产生亚硝酸盐。亚硝酸盐在果蔬中是很常见的。很多加工肉类里面也有亚硝酸盐，主要用于防腐、护色。如果煮熟的肉类呈红色，就说明在制作它的过程中添加了亚硝酸盐；如果呈现褐色，则是没有添加。剩菜剩饭里面的亚硝酸盐含量不会特别高。

其实亚硝酸盐要转化为亚硝胺类致癌物，还需要很多前提条件。偶有吃隔夜饭菜导致拉肚子的，也基本是因为饭菜被细菌污染了。

如何存放隔夜饭菜？

室温下存放的隔夜食物容易繁殖细菌，人食用后易引发腹泻等疾病。

在 20 ～ 30 摄氏度的环境下，细菌繁殖最快。因此，饭菜在室温存放应不超过 4 小时，气温高的时候不能超过 2 小时。

当然，隔夜食物在冰箱中存放的时间也不要过长，再吃的时候要彻底热透。

对于凉拌蔬菜，一般建议吃多少做多少，吃剩的直接倒掉。如果舍不得扔卤味凉菜或者肉菜，再次食用前也需要上锅蒸透。

4. 变绿的蛋黄还能放心吃吗?

鸡蛋黄如果变绿了,就会致癌吗?

鸡蛋煮久后,会导致蛋氨酸释放硫化物,和鸡蛋中的铁发生反应,形成深色的硫化亚铁,这确实是鸡蛋黄外面发绿的科学解

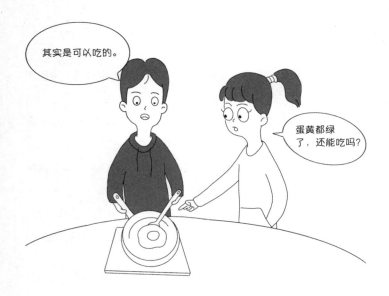

其实是可以吃的。

蛋黄都绿了,还能吃吗?

释。其实这个现象在咸鸭蛋里面更常见。

鸡蛋黄变绿是如何跟癌症联系到一起的呢？这些黑绿色的硫化物对人的健康有什么影响呢？

首先，鸡蛋黄上面的硫化物真的非常少，在胃酸的作用下有可能变为硫化氢和氯化亚铁。如果没有跟胃酸起反应，那它也是不溶于水的化合物，并不会参与代谢过程。

其次，鸡蛋黄上的硫化物并不会影响蛋白消化。蛋氨酸并不是蛋里面才有，它的另一个名字叫甲硫氨酸，是食物中非常常见的一种氨基酸，而且胱氨酸、半胱氨酸也是可以释放硫化物的氨基酸。如果把这三种氨基酸都算上，那么差不多所有的食物中都会有这些氨基酸。

最后，人的肠道消化过程就是微生物发酵的过程，产生硫化氢、生物胺等代谢废物也是很正常的。肠道中硫化氢的量应该远远超过鸡蛋黄上面那些不溶于水的硫化亚铁。

5. 吃烧焦的食物会致癌吗?

吃烧焦的食物会致癌吗? 食物烧焦会产生有害物质吗?

其实在高温下,食物被烧焦的确会产生一些有害物质。最常见的有害物质有两种:一种是苯并芘,另一种是杂环胺。

苯并芘是什么?

多环芳烃(Polycyclic Aromatic Hydrocarbons,简称 PAH 或 PAHs),又称多环性芳香化合物或多环芳香族碳氢化合物。这个家族非常庞大,有 100 多个成员,最有名的要属苯并芘。

苯并芘是一种有 5 个苯环的多环芳烃。国际癌症研究机构将苯并芘归在致癌物的第一组。

烧烤的食物,在高温下的确可能产生苯并芘这种致癌物。烧烤食物产生的苯并芘主要来自脂肪的受热反应。在温度超过 200 摄氏度时,脂肪就会产生苯并芘,而且温度越高,其产生的苯并芘越多。

杂环胺是什么?

多环胺类（heterocyclic amines，简称 HCA 或 HCAs），也有人称之为杂环胺，具有一定的致畸致癌性。

杂环胺的形成有以下几个因素。

1. 食物类型：杂环胺多在熟肉制品以及其他来源的蛋白质（牛奶、鸡蛋、豆腐肉类等）上产生。

2. 烹调方法：在油炸、煎、烧烤过程中，把肉在极高的温度下煮熟产生的杂环胺含量最大。

3. 温度和时间：肉或其他食物经煮、烤、煎，温度越高，产生的杂环胺类含量越多；反之，温度越低，产生的杂环胺类含量越少。杂环胺类的多少取决于食物熟透的温度。

还能放心吃烧烤吗?

食物中的蛋白质、脂肪、碳水化合物都很容易在高温下生成苯并芘和杂环胺类物质，而且，温度越高，时间越久，生成的致癌物越多。

所以，建议大家应该尽量少吃烧烤类食物，尤其是不要吃烤得太焦的食物。不过，这并不意味着吃烧烤一定致癌，也不意味着烧烤就完全不能吃了。

首先，虽然烤肉中的苯并芘、杂环胺具有致癌性，但并不意味着吃烧烤就一定使人得癌症。实际上，联合国粮食及农业组织和世界卫生组织联合食物添加剂专家委员会评估认为，人类从膳食中摄入苯并芘的量对健康影响并不大。

其次，一般烧烤产生的苯并芘及杂环胺并不多。要知道，烧烤食物中的致癌物比抽一支香烟都要少得多。

所以，适量吃烧烤还是可以的。

如何减少烧烤中的苯并芘?

只要注意烧烤的方法，就可以减少烧烤食物中的苯并芘。

首先，烧烤时间不宜过长或温度过高，烧烤时也要避免食物

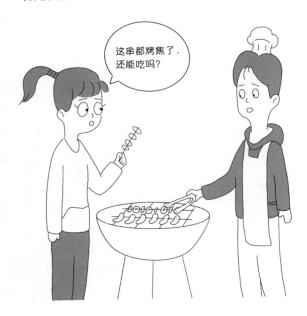

这串都烤焦了，还能吃吗?

接触到火焰，而且热源最好处于食物的上方。烧烤时，食物和火直接接触时，会有大量的油滴到火里燃烧，从而产生烟，由此产生的苯并芘会附着到食物表面。而食物距离火较远时，滴下的油变少，苯并芘也就少多了。所以，烧烤的时候，要尽量将烟排除掉。比如，可以把烧烤架升高，或者直接把烟扇走。有实验表明，烤香肠时，如果香肠和火接触，成品中的苯并芘含量为每千克 10.7 微克；如果把烧烤架升高，让香肠和火相隔 5 厘米，那么这个值就会降到 0.67 微克。

其次，选择产生苯并芘较少的食物。一般情况下，鸡肉、猪肉等肉类和鱼类在烧烤时产生的苯并芘和杂环胺都比较多，而蛋、豆腐和蔬菜等产生的苯并芘和杂环胺就比较少。所以，烧烤的时候适当吃一些蔬菜，在注意饮食均衡和多样性的同时，减少苯并芘的摄入量。

最后，可以尽量选择烤带皮的食物，如番薯、带皮的粟米、双贝类及未剥壳的甲壳类海产。这些食物的外皮可防止苯并芘渗入。如果烤的时候裹上一层锡纸，效果会更好。

6. 吃田螺会感染寄生虫吗?

夏日来临，很多人都喜欢晚上约朋友去大排档吃宵夜。不过，经常有人因为吃田螺感染寄生虫，后来发现吃的并不是真正的田螺，而是福寿螺。这是怎么回事?

福寿螺是什么?

福寿螺，又称大瓶螺、金宝螺、金苹果螺等。外观与田螺极其相似，但外壳颜色比一般田螺浅，呈黄褐色。

福寿螺并非中国的原生物种，它的原产地在南美洲亚马孙河流域。因为福寿螺的个头大，一只成年的福寿螺可以顶三四只田螺，再加上它没有田螺那么娇贵难养，扔在淡水水域就能茁壮成长，所以大家都希望通过引进福寿螺来取代餐桌上的田螺。于是，在某个时期很多地方都掀起了福寿螺的养殖热潮。

但是，随后人们发现，养殖福寿螺不仅没有使当地致富，反而给当地的环境造成了极大的破坏，造成了不小的经济损失。福寿螺繁殖特别快，一只雌性田螺一年只能产出 100 ~ 150 只幼

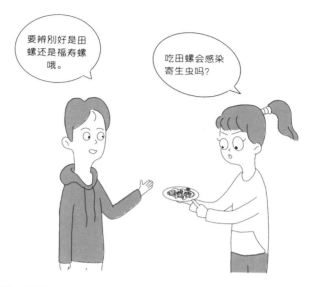

螺，但是福寿螺一年能繁育好几代，一只福寿螺一年最多可繁育325000只幼螺。

而且，福寿螺食性甚杂。除了各种植物外，它们还吃昆虫、甲壳类、小鱼等，还特别喜欢吃植物的幼嫩部分。当水中食物缺乏时，福寿螺还会主动爬出水面，啃食岸边的绿色植物。

2003年，福寿螺正式被国家环保总局列入入侵中国的16种外来物种的黑名单。

除了对生态环境有很严重的破坏，福寿螺还会危害人类的健康，因为它非常容易携带一种寄生虫——广州管圆线虫。

广州管圆线虫是什么？

广州管圆线虫，又叫鼠肺线虫。这种寄生虫最早是由我国学者陈心陶于 1933 年在广州地区的鼠类体内发现的。

这种寄生虫的成虫寄生在啮齿动物的心肺组织中，中间宿主是福寿螺、褐云玛瑙螺等软体动物。

人会因为食用未经煮熟的或生的含有广州管圆线虫的软体动物、蛙类、蟾蜍、淡水鱼、虾、蟹等而感染，也可因接触了被广州管圆线虫幼虫污染的食物或水而感染。首例人体广州管圆线虫病例于 1994 年在台湾省被发现。

广州管圆线虫是如何生存的？

福寿螺就是广州管圆线虫的中间宿主。广州管圆线虫能寄生在福寿螺里面，如果在烹饪的时候做得不熟，广州管圆线虫容易侵入人体，使人患病。

虽说福寿螺口感差，很少有人食用，但不法商家会把它当作田螺出售，结果导致人中毒。所以，大家出去吃田螺时一定要多注意，避免吃到福寿螺。

除了福寿螺，其他水产动物，包括蛙类、蟾蜍、淡水鱼、虾、蟹等也可能被广州管圆线虫感染。

感染了广州管圆线虫会有什么症状？

感染广州管圆线虫后，最突出的症状就是剧烈的头痛，也可能会有神经根痛、痛觉过敏等症状，还同时伴有发热、恶心、呕吐等症状，甚至会引发脑膜炎，不及时治疗甚至会危及生命。

2006年，北京曾发生过一起"福寿螺"事件，造成80多人感染广州管圆线虫。网络上曾有网友讲述了其旅行时误食福寿螺，导致寄生虫入侵脑部的恐怖经历。怀孕的她做了六次腰部穿刺，挂了近300瓶药水，吃了十几盒打虫药，因为药物和激素作用导致身材变形，被迫进行了药物人流。

如何区分福寿螺和田螺？

既然福寿螺不是田螺，那么应该如何区分呢？

首先，福寿螺比田螺个头大，福寿螺外壳呈黄色，田螺外壳则为青褐色。其次，福寿螺的锥尾较平短、螺口大；田螺的锥尾较长较尖，螺口小。而且福寿螺壳很脆，用力可以捏碎，摔在地上也可以摔碎，但田螺的壳则较硬，不易碎。

如何杀灭福寿螺体内的寄生虫？

其实福寿螺并不是不能吃，只要彻底煮熟，其体内的寄生虫是可以被杀死的。所以，在外面吃田螺，尽量去正规的餐厅，提醒厨师延长烹煮时间，保证做熟。此外，如果自己做，一定要注意生熟分开，包括案板、刀具、容器和接触台面，防止寄生虫交叉感染。

提醒大家，白酒、酱油、芥末不足以杀死这些寄生虫。

7. 吃野味有什么风险？

　　我国部分地区崇尚吃野味。到底什么是野味？吃野味又有什么风险？

什么是野味？

　　野味，其实是中国人对野生动物来源的食材的一种俗称。

　　但是，我国的野生动物既有野生的，也有人工饲养的。因为国家林业局在 2003 年 8 月发布了《商业性经营利用驯养繁殖技术成熟的陆生野生动物名单》，这个名单中列举了 54 种野生动物，并表示"按照我国有关法律法规，可以从事经营利用性驯养繁殖和经营"。这其中包括了梅花鹿、蛇、果子狸等，其用途有科学研究、医药卫生研究、动物园展示、食用或者观赏等。

　　至于野生动物到底能否食用，各地可以根据实际情况来确定。这个就会出现比较大的差异，比如在北京果子狸是被禁止食用的，但是在其他地方是可以吃的。

　　所以，我们吃到的有些野味，也可能是人工饲养的。

竹鼠是野味吗？

最近网络上有一对"华农兄弟"因为短视频《论竹鼠的一百种吃法》而走红。作为"竹鼠养殖专业户"的华农兄弟，早期也是认真教授别人如何饲养竹鼠，然而一直都没什么关注度，可自从发了怎么吃竹鼠的视频之后，一跃晋升为美食博主，红得一发不可收拾。

竹鼠到底是不是野味呢？

首先，我国《野生动物保护法》规定受保护的野生动物包括三类：国家重点保护野生动物，地方重点保护野生动物，以及有益的和有重要经济、科学研究价值的陆生野生动物。竹鼠在广西等地区还属于省重点保护陆生野生动物。所以，如果是野外捕获的竹鼠，是绝对不能食用的。

其次，2003年发布的《商业性经营利用驯养繁殖技术成熟的陆生野生动物名单》中并没有竹鼠。从这个角度看，竹鼠不能被商业性地驯养繁殖或者食用。

但竹鼠也不是一概不能养殖。成功的竹鼠养殖案例，曾多次登上央视节目，也在一些地方得到了政府的鼓励扶持。

目前，竹鼠的人工饲养技术已经很成熟了。市面上销售的竹鼠多为合法的人工养殖。

按照我国《国家重点保护野生动物驯养繁殖许可证管理办法》，如果想要饲养竹鼠，需得到县级以上的林业行政主管部门审批，依法取得《驯养繁殖许可证》。驯养繁殖是指在人为控制条件下，为保护、研究、科学实验、展览及其他经济目的而进行的野生动物驯养繁殖活动。

但如果要公开售卖竹鼠肉、食用竹鼠，还需要检疫合格证明。目前的检疫措施和标准，尤其是屠宰检疫，主要针对家畜家禽类（包括猪、牛、羊、鸡、鸭、鹅等）。如果没有取得检疫合格证明，就无法直接向消费者出售竹鼠。

2020 年 1 月 26 日，国家市场监督管理总局、国家农业农村部、国家林业和草原局宣布，即日起至全国疫情解除期间，禁止野生动物交易活动。

不仅是竹鼠，购买其他养殖动物时，大家也要关注是否有检疫合格证明，否则贸然食用有很大的风险。

野味健康吗？

一些人会觉得野生动物的味道独特，更鲜美、更好吃。其实，野生动物的口感普遍较差，因为它们的肌肉纤维更发达，肌间脂肪更少。

还有一些人认为野生动物更健康，营养价值更高。但野生动物的营养价值多数情况下和养殖动物没有本质差异。

很多中国人爱吃野生动物主要是受中国传统食疗观念的影响。比如，很多说法称吃穿山甲可以通乳。但实际上，穿山甲的鳞甲只是角质化的皮肤附属物而已，它的主要成分为 β–角蛋白，和我们人类的毛发、指甲等成分没有本质区别。科学家测定

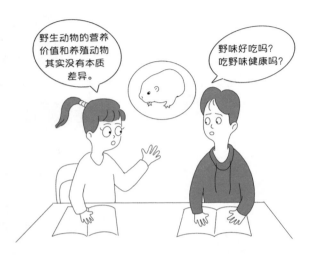

发现，穿山甲鳞片中各氨基酸的组成和猪蹄甲也没有太大差别。

吃野味会引发什么问题？

野生动物生活在野外环境中，野外环境中常常存在各种致病菌和病毒等病原体。这些病原体有些只是潜伏在动物身上，本来并不会危害人类。但是，在人类捕捉、食用野生动物的过程中，这些病原体就会被带到人群中，并在漫长的演化过程中慢慢适应人类生活环境，而且还会逐渐变异，变异后会使人类生病。

比如，最常见的就是"流感"，几乎所有人都得过流感，出现呼吸道病症。但实际上，流感病毒本来跟人也没什么关系，它们来自鸟类，而且最初跟呼吸道也没关系。

其实，流感病毒感染的是鸟类的消化道，不是呼吸道。但是，流感病毒突变后，成为感染人类的新型病毒。而且，人类呼吸道细胞表面的受体和鸟类消化道细胞的受体非常接近。于是，当这些从鸟类身上突变而来的新型病毒传到人身上的时候，它们在人类身上引起的就是呼吸道病症，也就是现在我们熟知的"流感"。

除此之外，人类历史上极严重的瘟疫——黑死病，是来自野兔、旱獭的鼠疫；导致 SARS 的冠状病毒是源自蝙蝠，以果子狸为中间宿主；类似的，还有埃博拉病毒、艾滋病病毒等。

在捕捉、运输、储存及销售野生动物的过程中，相关人员不可避免地会接触到动物活体或冻货，有很大的概率会被各种细菌、病毒感染。

值得强调的是，因为这些野味并没有经过正规的检验检疫，一旦携带可传染人的病原体，后果不堪设想。

如何避免吃野味？

首先，从心理上不迷信野味，平时注意饮食均衡。

其次，尽量去正规超市购买常见的肉类，不要盲目猎奇。

最后，新冠肺炎疫情再次提醒我们，不吃野味，不仅是对自己的健康负责，也是对他人的健康负责。

8. 吃海鲜会引发肝炎吗?

有媒体报道,福州一位姑娘非常喜欢吃海鲜,每周至少吃 3 顿,后来发现自己眼睛发黄,检查发现是肝功能恶化。医生表示,这是经常吃海鲜导致的。

吃海鲜真的会引发肝炎吗?

海鲜与甲肝有什么关系?

海鲜味道鲜美,而且营养价值也较高,富含有利于健康的 n-3 脂肪酸,自然颇受人们喜欢。不过,吃海鲜也存在一定的风险。吃海鲜本身并不会引发肝炎,但是,吃的方式不正确可能引发肝炎。

甲型肝炎是由于人们受甲型肝炎病毒(Hepatitis A Virus, HAV)感染而引起的一种疾病。它的症状跟流感有些类似,比较突出的症状是反胃、恶心、低烧、眼睛发黄等。

HAV 主要存在于病人的肝脏细胞、胆汁和血液中,可通过胆汁进入肠道,再随粪便排出体外。HAV 可以通过消化道传播,

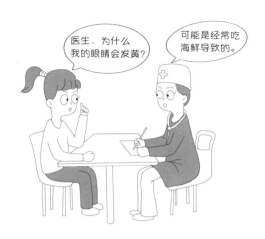

主要随着被 HAV 污染的食物与饮用水在人群中传播。研究显示，甲型肝炎最主要的传播途径是通过进食被粪便污染的食物和水源传播。

海鲜加热不彻底会传播甲肝？

海鲜是否会被 HAV 污染呢？根据香港食物安全中心的评估，介贝类水产动物是传播甲型肝炎的最主要的媒介。介贝类水产动物泛指所有有壳的水栖动物，一般可分为四类，即甲壳类（如蟹、小龙虾、龙虾和虾）、腹足类（如鲍鱼）、双壳类（如蚝、蚬和扇贝）及头足类（如鱿鱼）。这是因为它们经常生活在容易被污染的海水中，可能会携带 HAV。

HAV 在室温条件下能在干粪便中保持感染性长达 30 天，在

60 摄氏度的水中，可以存活 1 小时。所以，如果吃了加热不彻底的或者生吃被污染了的海鲜，就有感染甲型肝炎的风险。调查显示，大部分的甲型肝炎都是由于不小心吃到一些被 HAV 污染的生冷食物、水或者是没有煮熟的海产如贝壳类、蚝等海鲜而导致的。

怎样杀死 HAV？

HAV 虽然有较强的抗热能力，但是，当水、食物被加热到 100 摄氏度时，大约 5 分钟就可以将其中的 HAV 全部杀死。这提示我们，要想预防甲肝其实很简单，不喝生水、不吃生的食物，尤其是生的海产类食物。所以，海鲜还是可以吃的，只是要尽量注意卫生，吃的时候加热至熟透，不要生吃。

由于在食物生产和烹调过程中，不规范、不卫生的操作也可能加剧 HAV 的污染，比如，准备海鲜时不洗手、生熟混合交叉污染等，所以建议吃海鲜还是尽量去正规、卫生条件好的餐厅。

怎么吃海鲜才能有效地预防肝炎呢？建议做到以下 4 点。

1. 食品用具、餐具一定要保持清洁，避免被病毒污染。

2. 保持双手清洁，经常洗手。

3. 不要吃生的贝类或海产，最好熟透后再吃。

4. 尽量去信誉良好的地方购买贝类等易污染的食物，如去一些大型的正规餐馆，尽量不去小摊上吃。

9. 夏天吃"苦"更养生?

夏天天气炎热,如何饮食有助于度过炎炎夏日?很多人一到夏天,就会经常买苦瓜吃,认为这样吃更健康。民间也一直流传着"夏日吃苦,胜似进补"的说法。

夏天吃"苦"真的能养生吗?

吃苦味食物真的能养生吗?

很多人都坚信"苦味食物能养生",这种说法到底有没有依据呢?

其实,这只是人类一厢情愿的想法。从营养学角度来看,这种说法并没有依据。植物的苦味,其实是它们抵抗外界环境侵害的一种自我保护的手段。苦味食物中的苦味主要来自生物碱、萜类、糖苷类和苦味肽类等物质,另外还有矿物质和某些氨基酸等。从营养成分来看,这些物质对于人体的营养价值并不大。

而且,从全球的膳食指南来看,营养学里推荐的健康饮食模式一般都是根据食物种类来划分的,如谷物、水果蔬菜、豆类坚果、乳制品等，并没有按照味道来推荐的。

所以，"夏季吃苦，胜似进补"的说法是不符合营养学基本常识的。

吃苦味蔬菜会中毒？

常见的一些苦味食物，如苦瓜、莴笋、苦菊等，还是令人放心的。

这些蔬菜跟我们常吃的蔬菜相比，没有特别的营养优势，对于养生也没有特殊的作用。实际上，我们完全可以吃其他蔬菜来获得人体日常营养需要。

不过，对于比较少见的苦味野菜或是其他本应不苦的食品尝出苦味，就需要提高警惕，因为一旦食用，很可能会使人中毒。如果误食了苦杏仁、苦桃仁、樱桃仁、银杏果等，中毒的风险就不小。

以苦杏仁为例，当它的植物细胞结构被破坏时，其含的氰甙内的 β–葡萄糖苷酶可水解氰甙生成有毒的氢氰酸，可能引起人类的急性中毒。60 毫克氢氰酸就可以置人于死地，而每 100 克苦杏仁就可以分解出 100 ~ 250 毫克氢氰酸。所以，对苦杏仁千万要小心。

再比如生活中常见的丝瓜，正常的丝瓜味道通常是不苦的，食用后也不会引起中毒。但是，有的丝瓜味道却是苦的。因为苦丝瓜中含有一种碱糖甙毒素，加热后也很难去除，如果不小心吃了，通常在半小时至数小时内，就会出现中毒症状，严重的可能会危及生命。

曾经发生过因为吃苦味而导致中毒的案例。一位女士认为夏天吃点苦的蔬菜能败火，结果食用苦味夜开花（指瓠瓜）中毒。原来，夜开花分甜、苦两种。甜的夜开花可以放心食用，但苦的夜开花是不能吃的。因为苦的夜开花中含碱糖甙，加热后也不易被破坏，误食就可能引起食物中毒，甚至会危及生命。

除了蔬菜，肉类如果产生苦味，也需要特别当心。还有牛奶，被污染后它里面部分蛋白质会水解为肽类，容易具有苦味，也容易引起食物中毒。

总之，很多食物中的苦味物质可能是有毒的，不能为了养生而盲目食用。

10. 杨梅能放心吃吗?

绯红爽甜的杨梅让人垂涎欲滴。不过,网上总有说法称,杨梅都是注胶的,还有说法称杨梅里都是虫子。杨梅还能放心吃吗?

杨梅会被注胶吗?

其实,搓洗杨梅时出现的不明物质根本不是胶,而是杨梅的果肉。杨梅果肉的 90% 以上都是水分,剩下不到 10% 才是它的干物质,这其中就有膳食纤维、蛋白质和脂肪等,也有一些维生素和矿物质。由于没有外果皮包裹,杨梅的果实非常容易被破坏。所以,清洗时很容易被搓烂。

由于没有外果皮的保护,杨梅其实非常脆弱,很容易受伤,不容易储存。在采摘杨梅的过程中,农户最需要做的就是尽量避免挤压杨梅和减少手工操作。

如果给每个杨梅都注胶,不仅需要投入很高的人力成本,还很容易破坏杨梅果肉,这完全是一件得不偿失的事情。

所以,"杨梅注胶"基本上是一条谣言。

杨梅是被染色了吗?

很多人发现,将买回家的杨梅泡水后,水呈红色或深紫色,就担心这样的杨梅是被染过色的。

其实,我们常见的杨梅,无论是红色的还是紫色的,都富含水溶性花青素。

花青素非常容易溶解到水里。只要杨梅熟到一定程度,汁液就容易流出来。或者一些杨梅在运输储存过程中,受到磕碰也会有汁液流出来,这样会把水染成红色或者深紫色。这是很正常的现象,不一定是因为被染色。

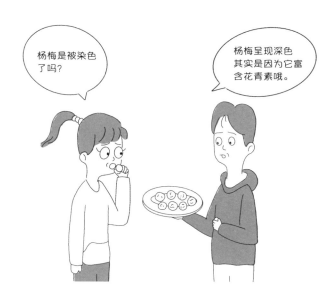

杨梅里会有虫子吗?

杨梅里可能会有小白虫,它们是果蝇的幼虫。这是杨梅的传统栽种中很正常的自然现象。

实际上,杨梅容易生虫跟它自身也是有很大的关系。杨梅没有可以起到保护作用的果皮,虫子可以轻易进入果实中产卵,所以杨梅就很容易生虫。

说到果蝇及其幼虫,很多人就会联想到苍蝇和蛆。

其实,大部分果蔬上的虫子与平常人们所指的蛆是完全不同的。平常人们所说的蛆是寄生在人畜的粪便中的虫子,它们有传染疾病的风险。而果蝇跟苍蝇完全不同。果蝇生来就是吃果肉的,以水果的营养为生,不会携带传染病菌,一般对人体无害。

而且,人体胃液的酸度是可以杀死果蝇幼虫的,就算吃进去,这些幼虫也会被当成蛋白质消化掉,不会在人体内生存或繁殖。所以,杨梅中的小虫,即使吃下去,对人体也是没有危害的。

在吃之前,可以用盐水将杨梅浸泡一下。因为果蝇很怕盐,用凉开水加盐浸泡一下,它们就会从杨梅里跑出来。

11. 喝普洱茶致癌吗？

普洱茶是一种后发酵的黑茶，它的色泽温润、味道醇厚、暗香浮动。到底是什么使它如此诱人？

普洱茶是如何发酵的？

我们一般说的普洱茶是指普洱熟茶，是云南大叶种晒青毛茶经过人工发酵得到的，如不经过人工发酵则为普洱生茶。

普洱茶最常见的人工发酵方式为"渥堆"，就是在一堆晒青毛茶上洒水并用麻布覆盖。茶堆高度 1～2 米，中心温度可以达到 40～60 摄氏度。茶叶的成分在温度、湿度的作用下，以及在天然微生物发酵过程中发生奇妙的变化，赋予普洱熟茶特殊的色、香、味。

普洱茶上的霉菌是什么？

普洱茶天然携带各种微生物，如黑曲霉、灰绿曲霉、青霉、根曲霉和酵母等。其中，黑曲霉大约占其微生物总量的 80%。

所谓的渥堆发酵，实际上就是让普洱茶发霉。

黑曲霉是自然界常见的导致食物腐败的真菌，常见于水果、蔬菜、淀粉制品等。但它也是极具经济价值的工业用菌，可以发酵产生纤维素酶、蛋白酶、淀粉糖化酶、果胶酶等酶类，还可以直接用于食品发酵工业，如酿造酱油和食醋等。

在普洱茶的发酵和后熟过程中，黑曲霉可以将单宁转化为没食子酸，将糖类转化为醇，进而变为酯类，使茶叶暗香浮动。同时，它也可以通过发酵产生有机酸、氨基酸，使味道更加鲜香。其他霉菌也会发挥各自的作用。比如，根曲霉可以分解果胶，让茶叶软化，使茶汤更加黏滑、醇厚；青霉可以降解纤维素，产

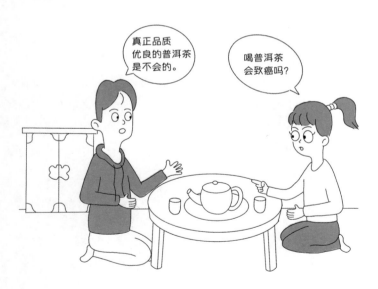

生少量游离糖类，赋予普洱茶甘甜的口感等。现代发酵工业的理念也被应用于普洱茶的生产。比如，将调配好比例的黑曲霉、米曲霉、酵母添加到普洱茶中。这样就能调节各种功能性成分的含量，大大缩短发酵时间，降低生产成本，使普洱茶的品质得到提升。

普洱茶曾被检测出黄曲霉毒素？

2010 年，广州市疾控中心在当地茶叶市场搜集了 70 个普洱茶样品，结果所有样品均能检测到黄曲霉毒素，其中 8 个超标（参照谷物的限量，每公斤 5 微克）。此外，也检测到另外三种真菌毒素：伏马菌素、T–2 毒素和呕吐毒素。随后"普洱致癌"的说法令消费者疑虑重重，让商家头疼不已。

2013 年，从南昌某茶叶市场采集的 60 个普洱茶样品也均被检测出黄曲霉毒素，其中 7 个超标，其他真菌毒素的检测情况与广州类似。

虽然黄曲霉是自然界常见霉菌，普洱茶也确实被检测出了黄曲霉，但黄曲霉要产生毒素并不容易。黄曲霉产生毒素需要很多条件，比如温度、湿度、营养物质等。

普洱茶的渥堆发酵温度较高，不利于黄曲霉产生毒素，因此渥堆中产生毒素的可能性很小。另外有研究发现，黑曲霉和黄曲霉在一起的时候会产生竞争关系。在渥堆发酵的中期，黑曲霉不仅能够抑制黄曲霉的生长和毒素的产生，甚至能在一定程度上降解黄曲霉毒素。

无论普洱生茶还是熟茶，都需要储存起来继续发酵。储存普洱茶的仓库分为干仓和湿仓两种，主要差异是温度、湿度和通风条件。在干仓中，普洱茶的自然发酵进程缓慢，经此种方式发酵的普洱茶即使历经 10 ～ 20 年，依然口味醇厚，这也是普洱老茶的价值所在。在湿仓中，温度、湿度被提高，以促进霉菌生长，加快后熟发酵进程。不过，单纯的湿仓储存并不足以使普洱茶产生黄曲霉毒素，导致黄曲霉毒素产生的更重要原因是劣质原料、储存不当和货物混放等。

普洱茶会致癌？

首先，要强调的是，真正品质优良的普洱茶几乎不会被黄曲霉毒素污染。

其次，泡普洱茶时，每次用量很少，只有 5 ～ 10 克。另外，黄曲霉毒素不溶于水，因此在泡茶的时候，毒素不会全都进入茶汤，而大家喝茶的时候也不会把茶叶吃进去。当然，黄曲霉毒素是明确的致癌物，应尽量避免摄入。

因此，建议在选购普洱茶时，一是不要选择过于便宜的普洱茶；二是可以通过"一看二闻三观察"的方式来挑选，如果发现纸包上有水渍，茶饼明显发霉（如起白霜、有霉点）或味道不正常，就不要购买；三是冲泡的时候观察茶汤，如果不太清亮，甚至能喝出霉味，最好就不要喝了。

12. 诺如病毒是什么？

诺如病毒也常常被叫作诺瓦克病毒，是一种常见病毒，可以导致急性胃肠炎。每年的 11 月到次年 4 月，都是诺如病毒暴发的高峰期。

诺如病毒是导致食源性疾病的主要病原之一。根据美国疾控中心的数据，大约有一半的食源性疾病都是由它引起的，这一比例在世界其他一些地方也得到了验证。

为什么这么容易被诺如病毒感染？

诺如病毒有很强的感染性，不到 100 个病毒颗粒就能让人生病。这真是一个很小很小的量，因为一个被诺如病毒感染的病人能通过呕吐物或排泄物释放出数以亿计的病毒颗粒。

和流感病毒类似，诺如病毒有很多种类型，当被其中一种感染后，免疫系统或许能记住它并产生免疫保护。但如果它变异了，人体照样会中招，所以别指望"一旦拥有，一生无忧"。

诺如病毒是怎么传播的？

诺如病毒可以通过接触传播，也可以通过病人的呕吐物、排泄物、飞沫传播，还可以通过被污染的食物和水传播。它在封闭空间的传播速度非常快，尤其是在人员比较集中的学校、养老院等。

被诺如病毒感染有什么症状？

诺如病毒感染的潜伏期一般为 1～2 天，发病后的常见症状包括恶心、呕吐（儿童患者最常见）、胃痛、腹痛、腹泻，有时还会伴有发烧、头痛、肌肉酸痛等症状。这些症状通常会在 1～3 天内好转，绝大多数人一周内可以康复，但有些患者连续腹泻会出现脱水症状，严重时还会危及生命。

万一被诺如病毒感染怎么办？

如感染诺如病毒，一般只需要避免脱水就不会有大问题。缓解脱水症状不能仅靠喝白水，也需要及时补充盐分，最好是通过口服补盐液缓解脱水症状。如果没有补盐液，可以饮用不含咖啡因和酒精的运动饮料。当然如果脱水严重，一定要及时就医。

需要特别提醒的是，治疗诺如病毒感染没有特效药物。根据我国研究人员的调查，至少有 50% 以上的秋冬季腹泻患者使用抗生素治疗，这其中相当一部分患者的腹泻应该是由诺如病毒引起的。但服用抗生素后可能适得其反，因为诺如病毒不怕抗生素，而抗生素会杀死肠道内的正常菌群，导致菌群紊乱进而造成腹泻时间延长。

如何预防被诺如病毒感染？

尽管诺如病毒可以通过多种途径感染人类，但主要途径还是通过食物，也就是"病从口入"，如吃了被污染的食物，或摸了被污染的物品后没有洗手就拿东西吃等。

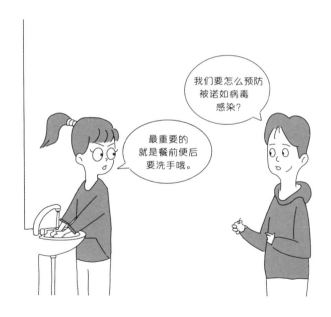

因此，最重要的预防措施就是餐前便后认真洗手，而且请记住一定要用肥皂或者洗手液。需要提醒的是，做饭过程中也要经常洗手，特别是在接电话、擤鼻涕、处理生鱼生肉之后。

诺如病毒最容易污染的食物是即食食品、水果、蔬菜和饮用水，所以蔬菜水果一定要清洗干净，尽量不要生食或半生食，而且建议喝水时烧开后饮用。

烧熟煮透是预防食源性疾病的通用原则。诺如病毒的耐热性不强，充分加热完全能杀死它。

如果已经被诺如病毒感染，建议尽量不要去清理食物，家中的病人也尽量不要进厨房。餐馆或学校食堂的厨师、服务员如果被感染，最好能回家休息。诺如病毒有一定的隐蔽性，即使患者康复后，它还能潜伏在人体里长达 2 周。在人生病期间以及刚康复的前几天，诺如病毒的传染性非常强。因此，国外有些餐馆要求被诺如病毒感染的员工在康复后的 48 小时后再返回岗位。

Chapter Three

常见 "有毒" 食物

1. 吃黑木耳会中毒吗？

凉拌黑木耳清脆爽口，是深受人们喜欢的一道菜品。

网上曾报道，深圳一名女子吃了泡发 3 天的黑木耳后身体不适，剧烈腹泻，体内多个器官发生衰竭，肝功能严重受损，经过肝移植手术才脱离危险。医生诊断认为她是因为吃了泡发太久的黑木耳而发生了中毒。一个 7 岁的小孩子也曾因为吃了泡发两天两夜的黑木耳后中毒，脏器衰竭，不幸去世。

木耳、中毒、肾脏衰竭、生命垂危……这些字眼让人揪心，那么还能放心地吃黑木耳吗？

黑木耳有什么危险？

木耳是一种真菌类食物，它本身是不会产生毒素的，正常泡发也不会产生很多亚硝酸盐，一般来说是可以放心食用的。

那么，为什么会出现黑木耳中毒的案例呢？从目前的信息来看，背后的真凶极有可能是一种细菌——椰毒假单胞杆菌。

发生黑木耳中毒的案例中都有类似的情况：长时间泡发、气

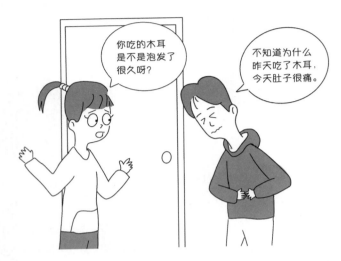

温高。上文中发生中毒的案例，都是在夏季，气温高，很容易滋生细菌。而他们泡发木耳的时间都很长，一个泡了 3 天，一个泡了两天两夜，而且都没有采取任何的防止细菌措施，这样就非常容易导致细菌污染。

如果这个过程中混入一种细菌——椰毒假单胞杆菌，就会产生一种叫作米酵菌酸的毒素。这种毒素的毒性非常强，误食后会危及生命。

椰毒假单胞杆菌是什么？

椰毒假单胞杆菌是一种细菌，最早是由荷兰科学家在印尼爪哇岛的一种引发中毒的食物中发现的。那是一种用大豆和椰子粉发酵做成的食物，这就是"椰毒"的来源。

椰毒假单胞杆菌本身并不致命，但它能产生两种致命毒素，分别叫米酵菌酸和毒黄素。

米酵菌酸作用的靶器官是肝、脑、肾等脏器。因此，中毒的主要症状表现为消化系统、神经系统和泌尿系统的损伤，如上腹部不适、恶心、呕吐（重者呕吐物呈咖啡色样物）、轻微腹泻等。严重的可能导致肝昏迷、中枢神经麻痹，并因呼吸衰竭而死亡。

中毒后没有特效药，摄入的毒素越多，症状就会越严重。由于没有特效药，中毒病例的死亡率也很高，达50%以上。

最可怕的一点是，椰毒假单胞杆菌不耐高温，很容易被高温杀死，但是它所产生的米酵菌酸毒素耐热，一般烹调方法不能破坏其毒性。就算是泡过的木耳经认真清洗后做熟了吃，毒素还是没法完全去掉，依然有中毒的风险。

哪些食品易导致椰毒假单胞杆菌中毒？

椰毒假单胞杆菌来源于土壤，然后随加工原料污染而进入食品，并在适宜条件下产生毒素导致食用者中毒或死亡。

椰毒假单胞杆菌食物中毒多发生在夏秋季节，食品因潮湿、阴雨天气，贮存不当变质，从而易导致中毒。

导致中毒的食品主要包括三种类别，即谷类发酵制品（发酵玉米面、糯玉米汤圆粉、玉米淀粉、发酵糯小米、吊浆粑、糍粑、醋凉粉等），变质银耳及薯类制品（马铃薯粉条、甘薯面、山芋淀粉等）。

木耳，也包括银耳、香菇、蘑菇等菌类，都含有丰富的营养成分，在泡发过程中，在环境温度较高的情况下，就可能被椰毒假单胞杆菌污染，导致中毒。

从目前我国的数据来看，我国发生的椰毒假单胞杆菌中毒事件均为食用家庭自制发酵食品或个体银耳栽培户自食变质鲜银耳所致，尚未发现因食用工业化生产的发酵食品或市场流通的干银耳引起的食物中毒案例。

因此，自己在家泡发木耳和银耳的时候，一定要当心。

如何避免中毒？

泡发木耳、银耳、各种蘑菇的时候，建议尽量放在冰箱冷藏室里泡或者用热水泡。冰箱的作用是通过降温来延缓微生物的增殖速度，抑制致病菌产生毒素的效率。热水泡既能加快速度，减少泡发的时间，也能抑制细菌生长。

泡发过程中应当勤换水，避免出现水混浊，食物发黏、有异味等现象。如果发现木耳等的表面黏糊糊的，或者是有异味产生，就意味着有微生物繁殖了，一定要丢掉。而且建议一次不要泡发过多的木耳或银耳，吃多少泡多少，尽快一次吃完。泡好的木耳或银耳在冰箱里储藏也不要超过 24 小时。如果泡发后 24 小时吃不完，最好分装在保鲜袋里，放冷冻室保存。

如吃了黑木耳后感觉不适，尽快催吐洗胃，同时向医疗机构求助或前往医院就诊，并将就餐情况如实告诉医生。

鲜木耳会引起光敏性皮炎吗？

鲜木耳有毒并不是空穴来风。比如，云南楚雄州人民医院急诊科在 2010 年至 2013 年共收治了 12 位光敏性皮炎患者，他们全都在采食野生鲜木耳后晒了太阳。患者的皮肤肿胀发红，有的还起了水泡，瘙痒并剧烈疼痛。患者的双眼肿胀得睁不开，嘴唇肿得像香肠，没法说话。好在患者经过住院治疗都痊愈了，并没有后遗症。

造成上述病症的是木耳中的卟啉。它是一种光敏性物质，在皮肤中可以被紫外线激活，导致皮炎。其实可以导致光敏性皮炎的植物有很多，比如常见的芹菜、香椿、香菜、苋菜等，它们含有另一种光敏性物质——呋喃香豆素。

当然，光敏性皮炎其实很少见。一方面是因为个体差异很大，多数人对它们并不敏感；另一方面也是因为人体内这些光敏性物质的含量其实很低，不太容易触发皮炎反应。

光敏性物质需要阳光中的紫外线激活，因此病人通常是面部和暴露的四肢受损。长时间的暴晒会增加光敏性皮炎的出现概率，其实就算没有皮炎，也会造成皮肤灼伤。工地的工人、农田劳作的农民是常见的受害者。一般观点认为，卟啉导致的皮炎很可能和代谢异常或其他疾病相关。

卟啉非常常见，比如人的血红素中就含有卟啉，通常这不会导致人出现异常。有些人由于基因缺陷，血色素合成的酶出现异常，导致卟啉在体内积累，形成卟啉病。这些人本身就容易出现光敏性皮炎，吃鲜木耳会增大光敏性皮炎的出现概率。

干木耳安全吗？

干木耳导致光敏性皮炎的报道几乎从未出现过，这是因为在晾晒的过程中多数卟啉会被破坏，并且冲洗和泡发的时候卟啉也会被洗掉。此外，干木耳泡发后的口感和营养并不比鲜木耳差，而且干木耳的储存更方便。

2. 吃甘蔗会导致中毒吗？

甘蔗是世界上最重要的糖料作物。在中国，每年中秋节前后甘蔗上市，直到第二年清明节前后才会下架。但民间有"清明蔗，毒过蛇"的说法，这是真的吗？

甘蔗有什么危险？

其实甘蔗中毒是很罕见的，却非常危险，每年都有一些人因食用甘蔗中毒甚至死亡。中毒事件主要发生在北方，以2—4月最为多见，因此民间的说法并非虚言。

最早人们只知道吃甘蔗中毒与甘蔗霉变有关，但并不知道导致中毒的具体原因。

在20世纪80年代，中国科学家终于发现了导致中毒的真凶——甘蔗节菱孢霉。这种霉菌存在于甘蔗种植园，健康的甘蔗也可能会携带，但并不会导致中毒。

甘蔗收割后，会被捆扎起来运到北方，在运输、储存的过程中，由于通风不畅、阴暗潮湿等，霉菌开始悄悄侵入甘蔗内部并产生中枢神经毒素——3- 硝基丙酸。

3- 硝基丙酸是什么?

3- 硝基丙酸的毒性很强而且能很快被人体吸收。吃了霉变甘蔗的人最快十几分钟就会有反应,多数人在 2 小时以内发作。

轻度中毒的症状主要是恶心、呕吐、腹痛、腹泻等普通食物中毒的症状,但重度中毒的人会出现抽搐、惊厥、僵直等症状。

由于没有特效解毒药物,主要是补充电解质等支持疗法,因此,吃霉变甘蔗中毒的死亡率可达 10% 左右,其中多为儿童。

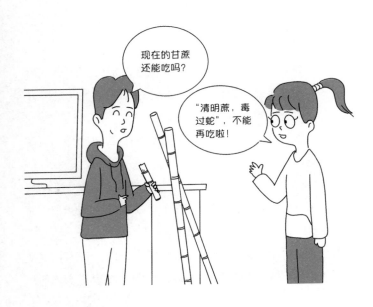

轻度中毒的病人通常不会有后遗症，但幸存的重症患者往往会有后遗症。

如何识别霉变甘蔗？

识别霉变甘蔗其实很简单。通常霉变甘蔗的外表有霉斑，尤其是根部的生霉迹象更明显。此时的甘蔗切开后呈现褐色或红色，有时还能看见毛茸茸的菌丝，且其味道有明显的酒气，吃起来有点酸酸的感觉。

霉变或外观、口味异常的甘蔗坚决不要买，更不要吃。街头摊贩现榨的甘蔗汁既不卫生，又无法识别是否霉变，因此也最好不要购买。

最后，如果吃了口感不佳的甘蔗并出现不适症状，应该立即去医院就诊并告知医生可能是甘蔗中毒，避免误诊。曾有病人因描述不清，被当成脑膜炎治疗。

3. 野生蘑菇能吃吗?

每年的夏秋季是吃毒蘑菇中毒的高峰期,媒体经常会报道吃新鲜的野蘑菇中毒事件。

野生干蘑菇有毒吗?

这里有几个吃野生干蘑菇中毒的例子。

2016年8月,陕西一位村民在流动摊贩上买了野生干蘑菇,回家跟孩子一起吃,结果只吃了几两就导致三个人中毒,幸亏送医及时,经过医院全力抢救后转危为安。

2017年1月,湖南长沙一个居民收到远在云南的朋友寄过来的一包野生干蘑菇。一家人吃了之后很快就出现中毒症状,随后被送到医院并住进重症监护室,幸运的是他们都脱离了危险。

2017年5月,湖南长沙一个居民去广西出差,回来的时候买了一包野生干蘑菇,食用后导致一家两口中毒。他们去医院的时候已经有肝肾损伤迹象,最后还是幸运地被抢救了回来。

吃野生干蘑菇中毒事件相对新鲜野蘑菇中毒事件确实少得

多，最主要的原因是在吃干蘑菇之前要淘洗和泡水。在这个过程中，很可能水溶性的毒素会被洗掉一部分，因此食用者的中毒程度会轻一些。另外，野蘑菇的毒素有可能在晒干的过程中被紫外线分解了一部分，自然降解了一部分，尽管依然有毒，但毒性降低了。最后一点，有毒的野生干蘑菇常常会和很多无毒的野生蘑菇混在一起，因为混入的毒蘑菇量少，所以中毒程度不会太深。

吃野生蘑菇很危险，最好不要以身试险。

野生蘑菇里面的毒素十分复杂，而且一个野生蘑菇可能含有多种毒素，甚至同种毒蘑菇含有的毒素都有可能不同。

正因如此，对食用野生蘑菇中毒者的救治难度大，没有特效

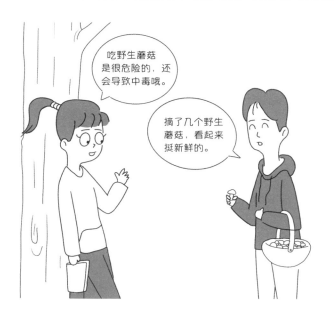

的解毒药物，只能是催吐、洗胃、护肝等支持疗法，随后依靠人体代谢功能慢慢排除毒素。

致幻蘑菇是什么？

致幻蘑菇是野生蘑菇的一类，且品种繁多。目前，我国境内有100多种含致幻成分的蘑菇，其中有10多种被食用后可使人产生明显幻觉。致幻毒素有四大类型，致幻蘑菇的毒素属于吲哚类生物碱。最常见的是裸盖菇素，又叫光盖菇素，其中主要成分是赛洛西宾和赛洛新，是4-羟色胺的衍生物。它们的结构和5-羟色胺比较接近，而5-羟色胺可以引起中枢神经兴奋，是人体自产自"消"的兴奋剂。

食用致幻蘑菇后，可以放大人的感官感受，包括味觉、听觉、嗅觉、时空感等，使人产生幻觉。

常见的致幻蘑菇有哪些？

在中国分布的典型致幻蘑菇包括古巴光盖伞、橘黄裸伞（又叫大笑菌）、毒光盖伞、花褶伞、钟形花褶伞、大孢花褶伞、粘盖花褶伞、大花褶伞、粪生光盖伞、毒蝇伞等，它们都是有毒的。

还有一些可以食用的蘑菇也存在致幻风险，比如小美牛肝菌、华丽牛肝菌，如果加热不彻底，这些菌类也可导致食物中毒。

误食致幻蘑菇有哪些中毒症状？

致幻蘑菇的效力很强，吃干的致幻蘑菇 1 ～ 2 克或新鲜致幻蘑菇 1 ～ 2 个就可以导致明显幻觉。且它的起效时间短，半小时内就会产生幻觉。中毒症状通常在 2 ～ 6 小时可以消退，一般不会致命。

常见的致幻症状包括狂欢乱舞、哭笑无常、胡言乱语、狂笑或狞笑、幻听、幻视、攻击他人等。

致幻蘑菇导致的幻觉会伤害人吗？

误食致幻蘑菇一般不会致命，但它导致的幻觉有很大的危害。

2007 年 3 月，17 岁的法国少女卡罗芙在荷兰吃了致幻蘑菇后，在幻觉中跳楼身亡，荷兰随即从 2008 年 12 月 1 日起禁止种植和出售鲜致幻蘑菇。

2013 年 6 月，一名 40 多岁的美国男子吃了致幻蘑菇后自残。

2016 年 5 月，美林证券的一位分析师在吃了致幻蘑菇后，以为自己会飞，从自己位于纽约曼哈顿公寓的 26 楼跳下身亡。

误食致幻蘑菇中毒怎么办？

食物中毒的一般处理方式是催吐洗胃，这对于致幻蘑菇中毒同样有效。此外，致幻蘑菇的毒素会侵袭中枢神经系统，放大人的感官感受，因此会导致人出现幻视、幻听。这时最好的办法是静养，这样听觉和视觉神经接收到的信号减弱，幻觉也就逐渐消退了。

不过，有些中毒较深的人可能出现狂躁不安、极度焦虑、有暴力倾向等严重精神症状，此时可能需要用到氯丙嗪等药物治疗。

致幻蘑菇是毒品吗？

致幻蘑菇在世界各地均有分布，几十年前就已经出现滥用迹象，比如20世纪六七十年代的美国嬉皮士中就有滥食致幻蘑菇的情况。

目前，欧美地区、澳大利亚都对这些含有精神药物成分的蘑菇进行了管控。但在荷兰，致幻蘑菇制品依然被公开售卖，每年有不少人慕名前往荷兰购买致幻蘑菇。

中国2007年公布的《麻醉药品和精神药品目录》中列出赛洛西宾、赛洛新，这些是属于受管制的第一类精神药品。而根据《禁毒法》的规定，滥用管制麻醉药品和精神药品属于吸毒行为。

致幻蘑菇可以治疗抑郁症吗？

2012年美国有报道称，致幻蘑菇可以改变人类性格，说不定能用来治疗抑郁症。

大脑中负责控制情绪的"信号"一般分为四种：5-羟色胺、去甲肾上腺素、γ-氨基丁酸和多巴胺。其中5-羟色胺会产生愉悦的情绪。

后来英国科学家研究发现，致幻蘑菇的毒素确实可以对某些难以治愈的抑郁症有一定疗效。12名接受测试的患者中，有8人临床治愈，其中4人的疗效至少保持了3个月。

不过，致幻蘑菇毒素的应用前景并不明朗，因为抗抑郁药物通常都是中枢神经兴奋剂，容易形成戒断症和依赖效应，也就是俗称的上瘾。此外，长期食用致幻蘑菇会同吸食毒品一样，造成全身多个器官的病理改变。

国外还有利用致幻蘑菇治疗烟瘾、毒瘾的研究，不过也有很大争议，毕竟只是用一种毒代替另一种毒罢了。

4. 吃鱼胆会中毒吗？

鱼胆中毒多数发生在长江以南的省份，也包括东南亚和日韩等国家。由于没有特效药，鱼胆中毒死亡率曾高达 20%，致死率仅次于河豚。

鱼胆治病是什么传说？

中国传统医学典籍中确实记载了各种鱼胆的功效，如清热、解毒、明目等，因此常有人吞鱼胆来治病。其他中医书籍、地方药物志、民间验方将这些信息抄来抄去，使"鱼胆无毒"逐渐成了民间常识，甚至有些正规中医大夫也这么说。人们对此缺乏警惕性，导致吞鱼胆中毒甚至致死的事件时有发生。动物实验证明，鱼胆仅有轻微的止咳祛痰和降血压作用，且效果并不明显。如果用它来治病，达到治疗剂量时人已经中毒。

哪些鱼胆有毒？

有学者用不同的鱼类胆汁做实验，发现并不是所有鱼胆都有毒。

已知的 10 多种有毒鱼胆全部来自鲤形目鲤科，包括常见的青、草、鲢、鳙四大家鱼和鲫鱼、翘嘴鲌、团头鲂（武昌鱼）等，因此吞任何鲤科鱼类的胆都是很危险的。

如果按毒性来排序，最毒的是鲫鱼的胆，接下来是团头鲂、青鱼、鲢鱼、鳙鱼、翘嘴鲌、鲤鱼、草鱼等的胆。

不过由于草鱼个头大、胆汁多且容易购买，因此吃鱼胆中毒的患者有 80% 是因为食用了草鱼胆。

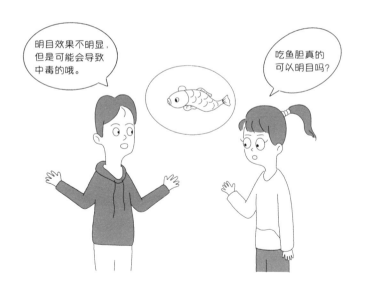

鱼胆为什么有毒？

人们曾经怀疑鱼胆里有某种氰化物或生物毒素，直到 20 世纪 90 年代，日本人首先从鱼胆中鉴定出一种叫作鲤醇硫酸盐的有毒化合物。这种物质不怕热，也不怕酒精，因此不管生吃、熟吃还是泡酒，都会导致中毒。

毒鱼胆有什么害处？

对于大多数人来说，一般只要摄入几克胆汁就能导致中毒，且很快就会发病。初期症状是恶心、呕吐、腹痛和腹泻，但随后就可能出现肝肾受损，之后会逐渐出现急性肝坏死、肾衰竭、脑水肿、心肌损伤等严重症状，最终导致死亡。有的患者虽然被救活了，但因神经受损导致瘫痪、大小便失禁，遗憾终生。此外，生食鱼胆还存在被寄生虫感染的风险。

5. 河豚有剧毒吗?

河豚是一种著名的美食,民间有"拼死吃河豚"的说法。但河豚到底有没有毒呢?

河豚有剧毒吗?

河豚体内有一种毒素,毒性比氰化钠大几十倍。它可以麻痹人的神经,导致肌肉麻痹。一般中毒潜伏期在半小时到 3 小时之间,死亡率约 50%。人中毒后,首先会有腹痛、腹泻等症状,随后手指、脚趾发麻,嘴唇、舌尖发麻,之后会有四肢无力、走路不稳、说话不清、视觉模糊、四肢麻痹、呼吸困难等症状,最终病人会死于呼吸肌麻痹。误食河豚毒素中毒后尚无特效的解毒药物,救治的关键是一旦出现中毒征兆,立即催吐、洗胃,尽可能排出毒素。不过,河豚毒素中毒经过医治痊愈后,并不会留下后遗症。

河豚毒素从哪里来?

河豚毒素最早是在河豚身上发现的，所以叫河豚毒素。不过可以携带河豚毒素的水生生物有很多，比如蝾螈、弹涂鱼、青蛙、螃蟹、海星、蛤蟆、章鱼、贝类等。虽然有些研究证明河豚似乎能自己合成毒素，但大多数科学观点认为，河豚毒素主要来自食物链富集和其体内微生物。科学家曾经从河豚体内分离了 36 种细菌，发现其中 20 种能产生毒素，但经过估算，仅凭这些细菌产生不了那么多毒素。比较靠谱的说法是，细菌、水藻等微生物产生微量毒素，被小鱼小虾进食后富集浓缩，最后被河豚吃进体内并储存。科学家发现，河豚体内有一种蛋白质，可以与河豚毒素结合。这对于河豚来说可能既是解毒机制，也是防御手段吧。

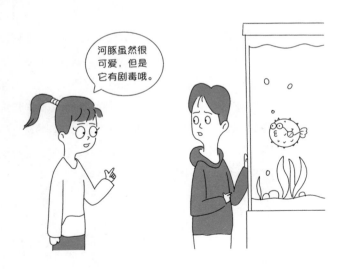

河豚虽然很可爱，但是它有剧毒哦。

人们为什么崇尚吃河豚?

河豚肉质鲜美只是一方面。真正的秘密在于,河豚毒素使人轻微中毒时,会让人有四肢松软的感觉,让人有一种快感但不会成瘾。不过毒素剂量并不容易控制,每年总有人因吃河豚丧命。当然,以上说的都是野生河豚。现在国内已经逐步放开养殖河豚的限制,主要允许养殖暗纹东方鲀和红鳍东方鲀,养殖的河豚体内没有毒素。

河豚毒素有什么妙用?

毒药也可以成为灵丹妙药。比如河豚毒素可以用来戒毒,但需要有严格的剂量控制,现阶段在加拿大已经有一些应用。河豚毒素可以用于治疗某些睡眠障碍疾病,也可以用于局部麻醉,麻醉效果是普鲁卡因的 10000 倍。它作为镇痛剂和镇静剂的效果很好,其镇痛作用是吗啡的 3200 倍,对缓解癌症晚期病人的疼痛很有效。河豚毒素的需求量大,价格昂贵,经过提纯的毒素价格是 1 毫克 500 ~ 1000 元,跟钻石的价格差不多。

6. 吃野生蜂蜜能养生吗？

现在市场上有很多野生蜂蜜。那么野生蜂蜜是否更健康呢？

野生蜂蜜更健康吗？

所谓"野生蜂蜜"，就是野生蜜蜂采野花所酿的蜂蜜。很多人认为野生蜂蜜是纯天然的产品，就理所当然地认为野生蜂蜜更健康，但这其实完全是误解。

和普通蜂蜜相比，野生蜜蜂采的花可能会不同，所以味道或许会有些不同，这也是很多人喜欢吃野生蜂蜜的原因。甚至不少人会觉得野生蜂蜜更香、更好吃，但其实它们与普通蜂蜜的营养价值相差无几。

蜂蜜是由蜜蜂从植物的花中采得的花蜜，它的主要成分是糖，占到80%以上，再除去百分之十几的水，其他成分不到1%。

所以，不论是野生蜂蜜还是普通蜂蜜，从营养组成的角度来说，它们的主要成分都是糖，是一种热量高、营养单一的食品。

野生蜂蜜更安全吗?

其实野生蜂蜜很可能存在安全风险,因为野生蜜蜂采集了哪种野花的蜜我们无法得知。绝大多数的花是无毒的,但是少数种类的花产生的蜂蜜就含有有毒成分。如果正好碰上一小批蜜蜂大量采集了这些植物的花粉,而蜂蜜未经处理,一旦食用就可能有危险。

比如,香港食物安全中心曾报道过有消费者在国外食用了杜鹃花蜂蜜而中毒,因为杜鹃花蜂蜜中有天然的梫木毒素。

梫木毒素是一种天然毒素,存在于杜鹃花中。受梫木毒素污染的蜂蜜多带苦涩味,进食后有可能引致梫木毒素中毒,又称为狂蜜病中毒。患者会迅速出现头晕、乏力、大量出汗、唾液过多、四肢麻木和恶心等症状。除此之外,蜂蜜中还可能有吡咯联啶生物碱、羟基马桑等毒素。

前几年,我国福建省有19位村民因食用野生蜂蜜而中毒,其中3人死亡,原因就是误食了雷公藤蜂蜜。雷公藤的花粉含有不同的生物碱,而且毒性都很大。

另外,很多野生蜂蜜没经过消毒就直接罐装,这样很容易使微生物大量繁殖或滋生细菌,当然也会存在变质的问题。

总之,野生蜂蜜并不会更健康,反而还可能存在一些安全风险,建议不要盲目跟风购买野生蜂蜜。

1 岁以下的婴儿能吃蜂蜜吗？

需要提醒的是，1 岁以下的婴儿不应该吃蜂蜜，因为蜂蜜中可能含有肉毒梭状杆菌。

肉毒梭状杆菌在自然环境中广泛存在，不少食物也可能存在被肉毒梭状杆菌污染的风险。对于 1 岁以上的孩子和成年人而言，即使吃进含有少量肉毒梭状杆菌的蜂蜜，肠道原有的菌群也可以抑制肉毒梭状杆菌的繁殖，不会产生肉毒素。而 1 岁以下的婴儿肠道内的菌群还很脆弱，对毒素的反应也更敏感，如果不小心食用被污染的蜂蜜，就非常容易中毒。

7. 吃香椿会致癌吗？

每到春季，大家都会吃一种春菜——香椿。

香椿嫩绿，风味独特，很多人都喜欢吃，香椿鸡蛋也是大家喜爱的一道美食。但网上一直有说法称，吃香椿会致癌，因为它含有硝酸盐和亚硝酸盐。

那么，香椿真的会致癌吗？还能放心吃香椿吗？

香椿中为什么会有亚硝酸盐？

的确，香椿中是含有硝酸盐和亚硝酸盐的。实际上，不光香椿有，所有的植物中都有硝酸盐和亚硝酸盐。

植物生长的时候需要氮肥，氮是自然界中广泛存在的元素。植物吸收环境中的氮，通过复杂的生化反应最终合成氨基酸。在这个过程中，产生硝酸盐是不可避免的。在植物体内，还有一些还原酶，会把一部分硝酸盐还原成亚硝酸盐。所以，所有的植物中都含有硝酸盐和亚硝酸盐。

除了蔬菜种类本身，硝酸盐和亚硝酸盐的含量还跟种植方式、收割期等因素有关。不同的蔬菜及不同产地、不同季节的同种蔬菜的硝酸盐和亚硝酸盐的含量也会有所不同。

亚硝酸盐有多大危害？

亚硝酸盐的确具有一定毒性。毒理学分析显示，亚硝酸盐具有一定的急性毒性，对于啮齿动物，其半致死量为57毫克/千克。按照这个量，正常成年人除非将亚硝酸盐直接作为食盐食用，否则基本不会达到中毒剂量。

实际上，从目前的中毒案例来看，亚硝酸盐的急性中毒通常发生在代谢能力不健全的婴幼儿或者误食大量亚硝酸盐的人身上。

其实，亚硝酸盐最令人担心的是它的慢性毒性。因为亚硝酸盐与蛋白质分解产物在酸性条件下，易发生反应，产生亚硝胺类物质，而亚硝胺是已被公认的致癌物。由于人体胃内的酸碱度恰好适宜亚硝胺的形成，因此说，亚硝酸盐会增加罹患癌症的风险。

到底能不能吃香椿？

至于到底能不能吃香椿，还得看香椿中亚硝酸盐的含量和人的摄入量。

因为不同的品种、生长期，香椿中硝酸盐和亚硝酸盐的含量也会有差异。不过，整体来看，发芽期香椿的硝酸盐和亚硝酸盐含量其实是最低的，随着香椿芽逐渐长大，其硝酸盐和亚硝酸盐的含量才逐渐增多。而我们平时食用的，也就是香椿芽而已。

有研究对江苏、四川、湖南、湖北、河南和陕西六地的香椿芽中硝酸盐和亚硝酸盐含量进行了调查。结果发现，它们的亚硝酸盐含量都在 4 毫克 / 千克左右，硝酸盐含量是从 500~3000 毫克 / 千克不等。

2002 年，联合食品添加剂专家委员会评估认为，亚硝酸盐安全值线 ADI，即每日允许摄入量（人或动物每日摄入某种化学物质，对健康无任何已知不良效应的剂量）应定为 0.07 毫克 / 千克

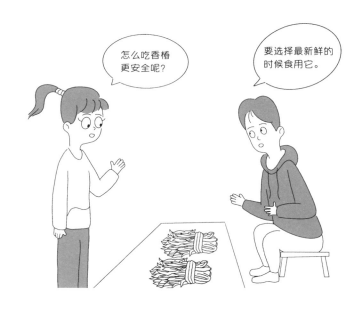

怎么吃香椿更安全呢？

要选择最新鲜的时候食用它。

（以亚硝酸根离子计算）；而硝酸盐的 ADI 是 0 ～ 3.7 毫克 / 千克
（以硝酸根离子计算）。按照这个换算方法，一个人的体重若为 60
千克，大约需要每天吃下 1000 克的香椿芽，才有可能达到这个
上限。

可能很多人觉得这个量并不多。但我们平时也只是偶尔吃香
椿，一个人也不会吃很多。另外，硝酸盐需在特定的条件下才
会转化为亚硝酸盐，而香椿内含丰富的维生素 C，这对亚硝酸盐
的形成是有一定阻断作用的，因此硝酸盐没那么容易转化为亚硝
酸盐。

总的来说，偶尔吃点香椿倒也不用过于担心。

如何吃香椿更安全？

如果大家对香椿芽还是有顾虑，那应该怎么吃才能减少摄入
香椿中的亚硝酸盐和硝酸盐呢？

1. 挑选香椿时，尽量选择嫩芽，并且在其最新鲜的时候就食
用，这样的香椿芽所含的硝酸盐和亚硝酸盐比较少。

2. 如果你还是担心亚硝酸盐和硝酸盐，建议在吃香椿的时
候，尽量用沸水焯烫一下，这样可以减少香椿 2/3 以上的亚硝酸
盐和硝酸盐。